AF377294

RÉPUBLIQUE FRANÇAISE.

MINISTÈRE DE L'INTÉRIEUR.
DIRECTION DE L'ASSISTANCE ET DE L'HYGIÈNE PUBLIQUES.

COMITÉ CONSULTATIF D'HYGIÈNE PUBLIQUE DE FRANCE.

LE CHOLÉRA

A ALAIS (GARD) ET AUX ENVIRONS EN 1893.

RAPPORT

présenté par M. le Dr ERNEST MOSNY,

délégué sanitaire du ministre de l'intérieur.

EXTRAIT DU TOME XXIV (ANNÉE 1894) DU RECUEIL DES TRAVAUX DU COMITÉ CONSULTATIF D'HYGIÈNE PUBLIQUE DE FRANCE ET DES ACTES OFFICIELS DE L'ADMINISTRATION SANITAIRE.

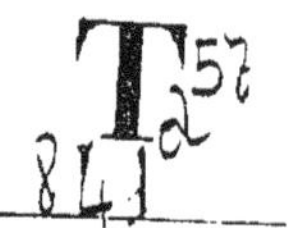

MELUN
IMPRIMERIE ADMINISTRATIVE.

1895.

LE CHOLÉRA

A ALAIS ET AUX ENVIRONS EN 1893.

RAPPORT

présenté par M. le Dr Ernest MOSNY,

délégué sanitaire du ministre de l'intérieur.

I. — MARCHE DE L'ÉPIDÉMIE.

Son origine. — Ses débuts. — Sa marche. — Nombre total et proportion des décès cholériques. — Comparaison du nombre total mensuel et annuel des décès en 1893 avec les moyennes correspondantes des 5 années précédentes. — Pourcentage de la mortalité cholérique. — Mortalité cholérique suivant le sexe et l'âge. — La morbidité. — Répartition topographique des décès et des cas. — Évolution clinique du choléra.

Il est difficile de préciser la date du début du choléra à Alais, et son origine. Les premiers cas constatés furent celui d'un vieillard de soixante-dix-sept ans, A. Del..., demeurant, 27, rue de la République, et celui d'une jeune fille de dix-neuf ans, Valentine Rig..., qui demeurait rue de la Bienfaisance, loin du précédent : tous deux succombaient le 20 mai. Il est impossible de saisir aucune relation entre ces deux cas. Il est également impossible d'en retrouver l'origine et d'établir entre eux et les suivants la moindre filiation.

On peut supposer que ce choléra fut importé à Alais d'une des communes assez nombreuses du Gard ou de l'Hérault où depuis longtemps déjà le choléra sévissait. A cette époque de l'année, o constatait des décès cholériques à Marseille et dans tous les départements du littoral de la Méditerranée, surtout entre le Rhône et le Pyrénées.

Il est probable que cette épidémie cholérique du midi de l France qui se montra dans un grand nombre de départements, e remonta assez haut vers le nord, eut son origine à Marseille, bie qu'il soit impossible de l'affirmer.

Le choléra fit, en général, peu de victimes ; il envahit un assez grand nombre de communes, mais, dans chacune, ne frappa qu'un petit nombre d'habitants. La proportion des décès sur le total des cas fut environ d'un tiers, ce qui représente la proportion habituelle de la mortalité du choléra.

Parmi ces foyers multiples du choléra dans le midi de la France en 1893, la ville d'Alais, dans le Gard, fut le plus important.

Il semble résulter du rapport des médecins d'Alais qu'au moment où survinrent les deux premiers décès, le 20 mai, il y avait en ville quelques cas de diarrhée, sans importance, qui ne pouvaient faire prévoir l'éclosion prochaine d'une épidémie. Pendant les quatre jours qui suivirent ces deux premiers décès, il ne se présenta plus de cas suspect ; mais, le 27 mai, il y eut deux nouveaux décès, et, de ce jour jusqu'au 25 juin, il ne se passa pas une seule journée, sauf celle du 3 juin, sans qu'il y eût des décès cholériques.

La planche I montre, jour par jour, pendant toute sa durée, 1 marche de l'épidémie. On voit sur ce graphique que la mortalité cholérique quotidienne, après être restée quelques jours au chiffre de 2 décès, s'est brusquement élevée le 5 juin et les jours suivants à 8 décès, puis à 10 le 9 juin. A partir du 11 juin, elle s'est abaissée progressivement, mais moins rapidement qu'elle ne s'était élevée. Le 24 juin eut lieu le dernier décès.

En un mois, le choléra avait causé 109 décès. Il y eut encore en juillet 4 décès cholériques que je n'ai pas portés sur le graphique I : 2 survinrent le 4 juillet, 1 le 8, et 1 dernier le 24 juillet.

Ce total de 113 décès cholériques donne, pour une population de 24.356 habitants, une moyenne de 4.63 décès pour 1.000 habitants.

Ces décès cholériques se répartissent mensuellement de la façon suivante :

En mai........................ 12 décès cholériques
En juin........................ 97 —   —
En juillet..................... 4 —   —

La planche II donne la répartition hebdomadaire du nombre total des décès depuis la dix-huitième semaine (mois de mai) de l'année 1893 comparativement au nombre moyen des décès des semaines correspondantes des cinq années précédentes de 1888 à 1892 inclusivement.

La planche III représente graphiquement le total mensuel des décès de la ville d'Alais dans le courant de l'année 1893 comparativement à la moyenne mensuelle des décès des cinq années précédentes.

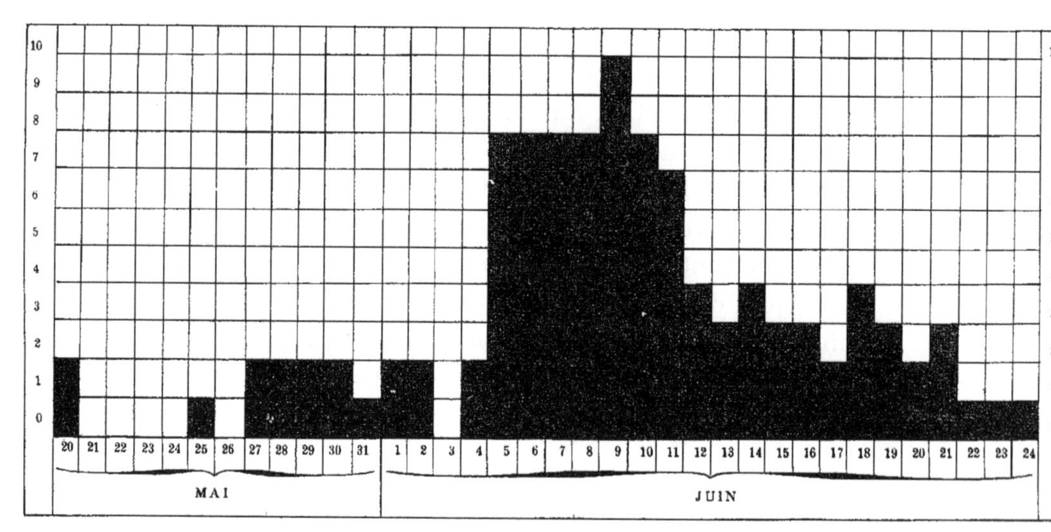

PLANCHE 1.

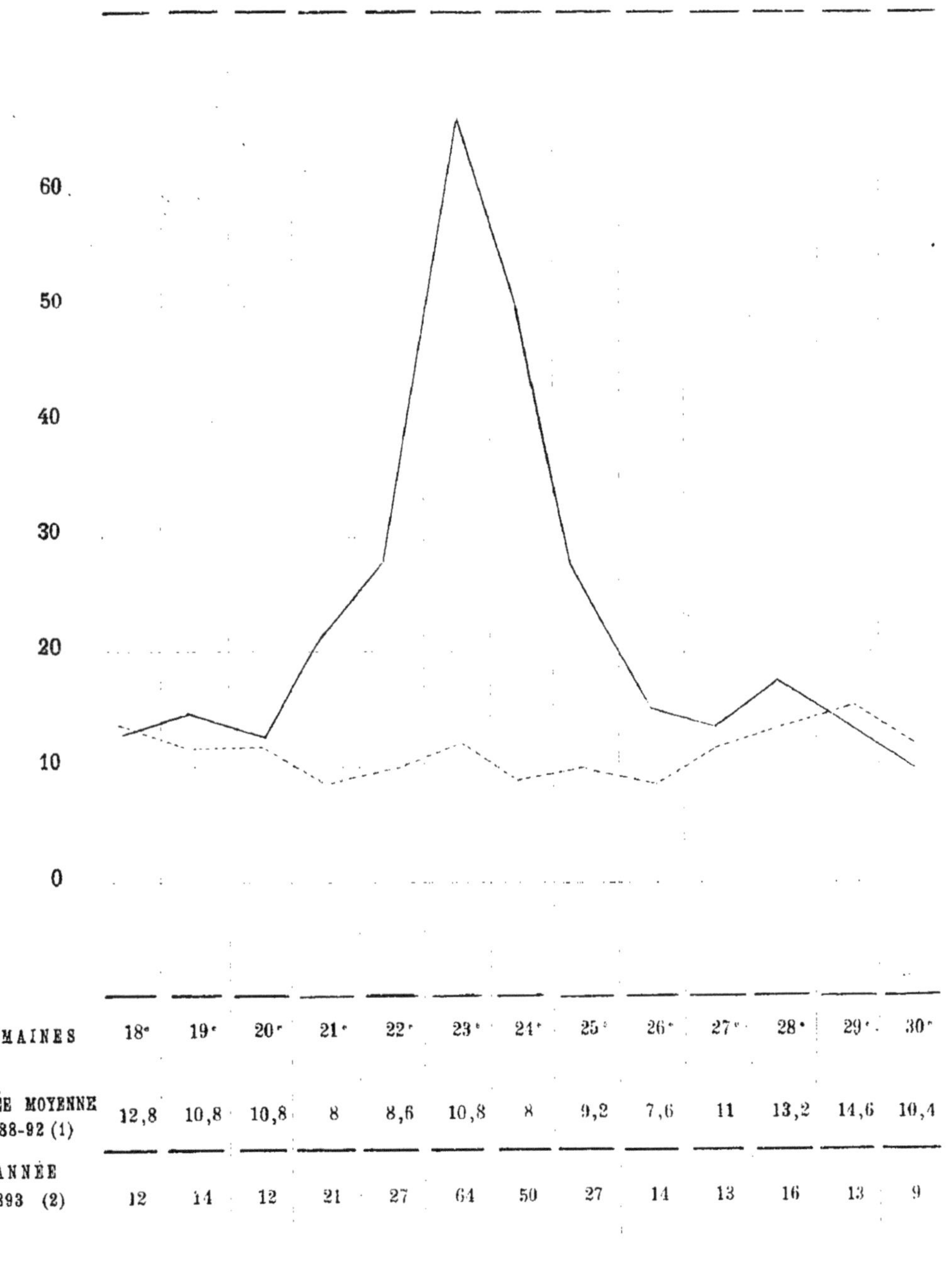

SEMAINES	18ᵉ	19ᵉ	20ᵉ	21ᵉ	22ᵉ	23ᵉ	24ᵉ	25ᵉ	26ᵉ	27ᵉ	28ᵉ	29ᵉ	30ᵉ
ANNÉE MOYENNE 1888-92 (1)	12,8	10,8	10,8	8	8,6	10,8	8	9,2	7,6	11	13,2	14,6	10,4
ANNÉE 1893 (2)	12	14	12	21	27	64	50	27	14	13	16	13	9

Planche II

RÉPARTITION HEBDOMADAIRE DES DECES A ALAIS

1) Ces chiffres sont représentés sur le tracé, par le trait pointillé.
2) Ces chiffres sont représentés sur le tracé, par le trait plein.

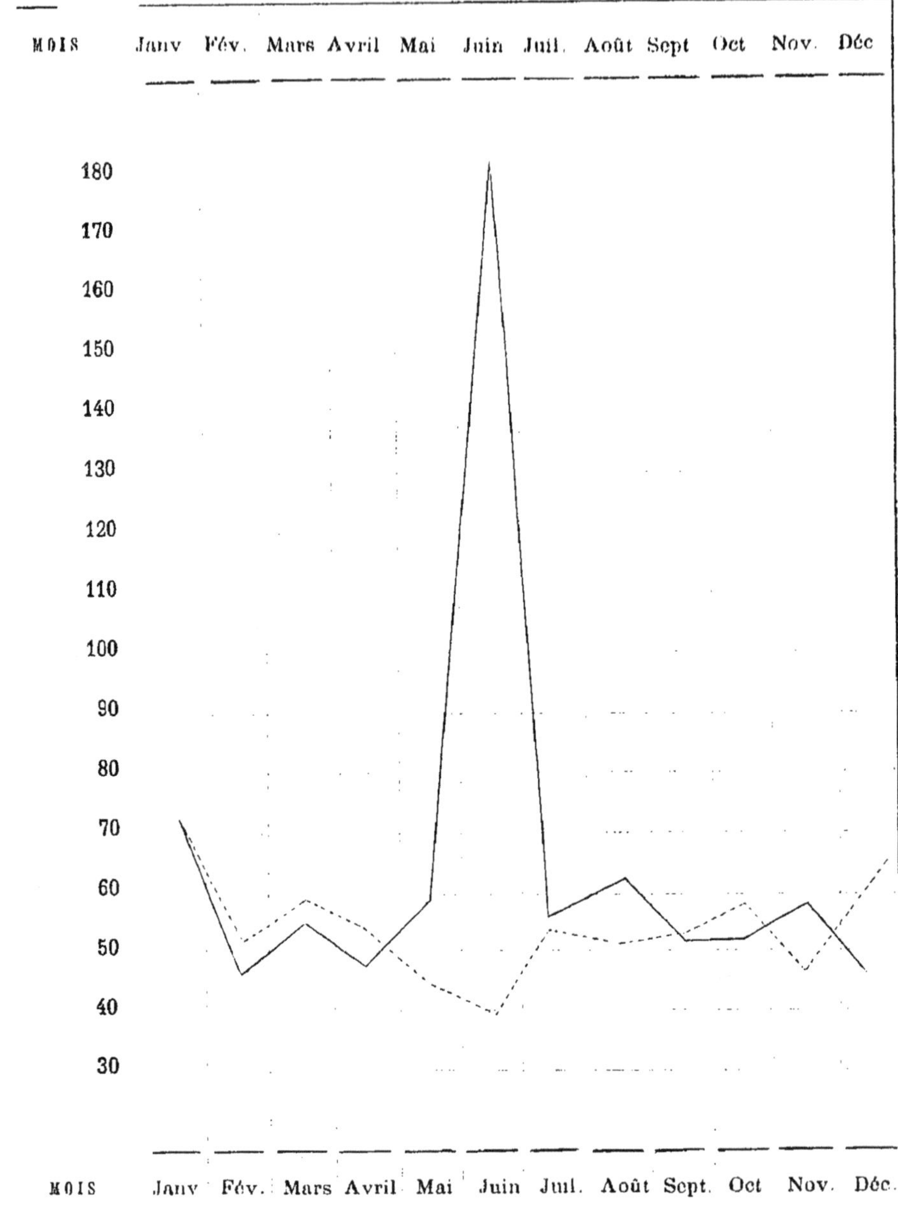

MOIS	Janv	Fév.	Mars	Avril	Mai	Juin	Juil.	Août	Sept.	Oct	Nov.	Déc.	TOTAL annu
ANNÉE MOYENNE 1888-92 (1)	72,2	51,6	59,6	55,6	44,6	40	55,6	52,4	53,6	58,8	47,8	65,4	657
ANNÉE 1893 (2)	72	47	56	49	59	181	58	61	53	53	60	49	798

Planche III

RÉPARTITION MENSUELLE DES DÉCÈS A ALAIS

(1) Ces chiffres sont représentés sur le tracé, par le trait pointillé.
(2) Ces chiffres sont représentés sur le tracé ar le trait l in.

Ce graphique et le tableau numérique qui y est adjoint montrent que l'épidémie a sévi surtout pendant le mois de juin, puisque la mortalité a été de 181 au lieu de 40 en moyenne pendant le mois correspondant des cinq années précédentes : la mortalité a donc plus que quadruplé à Alais pendant le mois de juin 1893.

En rapportant à 1.000 habitants (1) la proportion des décès par année et par mois en 1893 et dans les cinq années précédentes, le même accroissement de décès en 1893 éclate d'une façon non moins évidente. En effet, la mortalité moyenne pour 1.000 habitants a été :

Année moyenne (1888-92) de.................. 28,358

Mois de juin (moyen) (1888-92) de............. 1,71

Au contraire, elle a été en 1893 de 32,76 et pour le mois de juin de 7,43.

On voit donc que l'épidémie cholérique de 1893 à Alais a ét' assez sérieuse pour élever la moyenne annuelle de la mortalité pa 1.000 habitants de 28,35 à 32,76. Et le choléra a bien été la cause de cet excès de la mortalité, puisque pendant les autres mois d l'année 1893 la mortalité est restée sensiblement égale à la moyenn des cinq années précédentes.

Il y avait bien eu à Alais une épidémie de choléra en 1885, mais elle fut fort bénigne, puisqu'elle ne fit que 17 victimes : il eut un seul décès en août, et 16 en septembre. Aussi la proportion mensuelle des décès ne fut-elle que peu accrue pendant ces deu. mois : la proportion annuelle ne fut nullement modifiée.

Le tableau suivant donne, rapportée à 1.000 habitants, la moyenn mensuelle des décès de l'année moyenne (1888-92 inclus) et d l'année 1893, ainsi que la moyenne annuelle :

	JANVIER	FÉVRIER	MARS	AVRIL	MAI	JUIN	JUILLET	AOUT	SEPTEMBRE	OCTOBRE	NOVEMBRE	DÉCEMBRE	MOYENNE ANNUELLE
Année moyenne (1888-92)	3,12	2,22	2,56	2,30	1,93	1,71	2,39	2,27	2,30	2,53	2,06	2,82	28,35
Année 1893	2,96	1,80	2,29	2,01	2,41	7,43	2,38	2,50	2,17	2,17	2,46	2,00	32,76

(1) Ces moyennes ont été établies sur une population totale de 22.514 habitants e 1888-90 et de 24.356 habitants en 1891-93.

Les statistiques qui précèdent montrent en somme que l'épidémie cholérique d'Alais en 1893, sans compter parmi les plus meurtrières, a pourtant présenté un certain degré de gravité qui suffit à justifier les mesures énergiques prises dès le début par le gouvernement.

Si l'on cherche les relations qui peuvent exister, parmi les 113 décès, aux divers points de vue de l'âge et du sexe, on voit qu'il y a eu:

> 51 décès du sexe masculin.
> 62 — féminin.

Il y a donc une certaine prédominance du chiffre des décès des femmes sur celui des hommes.

Au point de vue de l'âge, je n'ai eu de renseignements précis que sur 109 décès qui se répartissent de la façon suivante:

de	0	à	2 ans	....	9	décès
	2	à	10 —	....	5	—
	10	à	20 —	....	3	—
	20	à	35 —	....	9	—
	35	à	50 —	....	18	—
au-dessus de 50 ans				....	60	—

La mortalité, assez notable chez l'enfant, s'abaisse chez l'adolescent et chez l'adulte, puis se relève pour atteindre son maximum à cinquante ans et au-dessus. Cette extrême prédominance des décès dans l'âge avancé doit être notée, car elle n'est pas fréquente.

Il est impossible d'établir la proportion de la mortalité sur le nombre total des malades, car ce dernier chiffre ne peut être précisé. Les rapports qu'ont bien voulu m'adresser MM. les médecins d'Alais, les déclarations qu'ils faisaient directement à la mairie lorsqu'ils constataient un cas, accusent un nombre total d'environ 120 cas terminés par la guérison, ce qui donnerait une proportion de mortalité d'environ 50 p. 100, chiffre évidemment beaucoup trop élevé.

En effet, on n'a guère signalé à la mairie que les cas les plus graves, lorsqu'il y avait de l'algidité. Les malades qui ne présentaient que de la diarrhée avec vomissements, crampes, mais sans phénomènes algides, n'étaient pas déclarés comme cas de choléra. Quant aux cas de diarrhée simple, on ne les comptait même pas: tous les médecins d'Alais, en particulier le Dr Zalesky, m'ont déclaré en avoir soigné un grand nombre. Dans le quartier de La Royale, à l'extrémité du faubourg de Rochebelle, à Alais, ainsi qu'à la montée des Lauriers, à Saint-Martin-de-Valgagues, à Tamaris, M. le Dr Coulet

a déclaré avoir donné des soins à environ 45 malades atteints de
choléra confirmé, et à plus de 100 malades qui ne présentaient que
de la diarrhée simple.

En temps d'épidémie cholérique, entre la diarrhée simple, la diar
rhée cholériforme et le choléra confirmé, il n'y a, cliniquement
que des nuances souvent difficilement appréciables : les limites son
mal déterminées, et chacun fait rentrer à son gré tel cas dans l'un
ou l'autre catégorie. Les quelques recherches bactériologiques que
depuis lors, j'ai faites en Bretagne, avec le Dr Piton, m'ont expliqu
ce fait en me révélant la présence du vibrion de Koch dans l
plupart des cas de diarrhée simple; on peut dès lors considére
presque tous ces cas de diarrhée simple ou cholériforme, comm
des manifestations plus ou moins atténuées du choléra, et l'on con
prend combien il devient difficile et illusoire de classer les c
dans l'une ou l'autre de ces catégories entre lesquelles les limit
sont aussi incertaines.

Aussi, à Alais comme partout ailleurs, les médecins ne décla
rent-ils pas comme cas de choléra les cas de diarrhée simple, et l'o
ne saurait ni au point de vue clinique, ni au point de vue lég
leur en faire un reproche.

Il n'en reste pas moins évident que les déjections de la plupart d
individus atteints de diarrhée simple sont, au point de vue de
contamination, aussi dangereuses que les déjections cholérique
Elles sont plus dangereuses même, puisqu'on ne songe pas
s'en préserver par la désinfection; je pense que c'est là une d
causes principales de la persistance des épidémies de choléra
certaines contrées où la nappe souterraine se contamine facileme
et rapidement, et où les habitants se servent d'eau de puits po
leur alimentation.

Quoi qu'il en soit, l'incertitude fréquente du diagnostic clinique d
cas de choléra atténué explique les difficultés que j'ai toujours renco
trées à connaître le nombre exact des cas de choléra, et la propo
tion par conséquent toujours trop forte de la mortalité sur le nomb
des cas *déclarés*.

Je ne puis donc utiliser pour l'étude de la répartition topogr
phique des cas et des décès dans la ville d'Alais que les docume
que j'ai pu obtenir et où figurent le nombre exact des décès et
nombre des cas de guérison après atteinte grave de choléra.

Cette répartition des cas et des décès est indiquée par la planc

IV. Ce plan n'est qu'une réduction d'un plan plus détaillé sur lequel M. Bansillon, architecte de la ville d'Alais, marquait chaque jour, maison par maison, les cas et les décès signalés par les médecins.

Toute la ville a été frappée; aucun quartier n'a été complètement indemne. En quelques endroits pourtant les décès furent plus nombreux, et ce fut principalement dans les quartiers pauvres.

Le *faubourg de Rochebelle* fut l'un des quartiers les plus éprouvés : séparé d'Alais par le Gardon, torrent dont le lit ne laissait alors couler qu'un mince filet d'eau, et communiquant avec la ville par le pont du Marché, ce faubourg ne comprend guère que des masures d'aspect misérable, mal tenues, abritant principalement des mineurs occupés aux mines de houille de Rochebelle. Trente-huit de ces maisons possèdent des fosses d'aisances; 143 en sont dépourvues. Il y eut dans ce quartier 20 décès et environ 16 cas graves terminés par la guérison. Dans la rue Notre-Dame, il y eut 7 cas graves et 4 décès. L'une des familles habitant cette rue, la famille Saint-J..., compta à elle seule 1 décès et 2 cas. Dans une autre partie du faubourg, dans l'enclos Roux, il y eut 3 décès.

Le *faubourg du Soleil* fut également très éprouvé. Situé sur la route d'Anduze et séparé par le Gardon de la ville avec laquelle il communique par le Pont-Vieux, ce faubourg n'est habité que par une population peu aisée, peuplant des maisons généralement mal entretenues, dont 60 possèdent des fosses d'aisances, et 47 en sont dépourvues. Dans ce faubourg deux maisons de la rue de la Cavalerie offrirent des cas très nets de contagion : au n° 20, il y eut 2 cas dans la famille Deyr... ; et au n° 14 deux autres cas dans la famille Mor.... Au n° 14 de l'ancien chemin d'Anduze, les époux Bl..., âgés de soixante-dix et soixante-douze ans, tombent malades simultanément le 8 juin; seul le mari meurt le 12 juin. Le lendemain, leur petit-fils âgé de trois ans, qui habitait avec eux, tombe malade et meurt en dix heures le 13 juin. « Il serait très difficile de ne pas admettre dans ce cas la contagion », dit très justement le docteur Zalesky, qui consigna cette observation dans son rapport.

Un troisième foyer séparé de celui de Rochebelle par le Gardon et relié à lui par le pont du Marché peut être limité par le quai Comté, le quai des États, la rue Soubeyranne, la rue Peyrollerie et la place Saint-Jean. — C'est également un quartier pauvre, et le

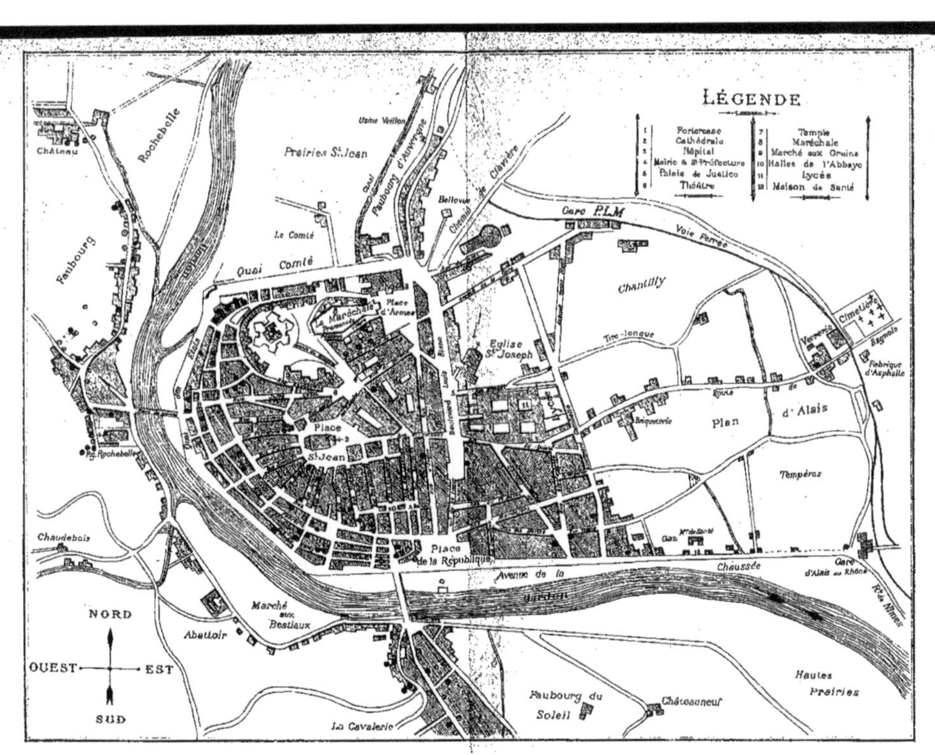

Planche IV.

PLAN DE LA VILLE D'ALAIS

Indiquant la répartition des cas et des décès de choléra en 1893.

N. B. — Les signes ⊙ représentent les décès; les points noirs correspondent aux cas suivis de guérison, qui ont été déclarés par les médecins à la

choléra éclata de préférence dans les maisons malpropres. Il y eut quelques cas d'épidémie de maisons, surtout au n° 2 de la place Berthole où il y eut 3 cas, Dum... et son fils et un nommé Dub... De même il y eut 2 cas au n° 20 de la rue de la Roque, chez deux voisins Rob... et Lai.... Dans la rue Soubeyranne, il y eut 2 décès au n° 15. Mass... et Bla...; et 3 cas au n° 20, dans la famille Rou.... Dans la grand' rue que bordent des maisons vieilles et malpropres, il n'y eut que 4 cas et 6 décès, disséminés. Je dois même faire remarquer que dans cette rue se trouve l'îlot dit des Vieilles-Casernes, quartier de maisons particulièrement malpropres, où pourtant il n'y eut qu'un seul décès, au n° 29.

On peut considérer comme un quatrième foyer le quartier compris entre le Gardon, la rue Dumas, la place Saint-Jean, la rue Saint-Vincent et la rue Beauteville. Ce quartier, séparé du faubourg du Soleil par le Gardon, lui est relié par le Pont-Vieux. Ce furent encore les rues les plus malpropres, les maisons les plus pauvres qui furent plus particulièrement frappées.

Rue Dumas, il y eut au n° 17 deux décès, ceux de Br... Eugène et de Gl... Marguerite ; dans la maison voisine (n° 19) il y eut un décès.

Rue de la Meunière, il y eut deux décès au n° 22. — Rue Portalet, il y eut 2 décès dans la famille Leg.... Dans la rue Tisserie, l'une des plus anciennes et des plus sales d'Alais, on constata 5 cas et 5 décès : au n° 37, il y eut 1 cas et 1 décès ; au n° 41, un cas, et au n° 43, deux cas. — On put également constater une épidémie de maison rue du Brésis : au n° 1, il y eut 1 cas ; dans la maison voisine, au n° 3, il y eut 3 cas dont 2 dans la même famille Font... et 1 décès.

Il est inutile de multiplier davantage les exemples pour démontrer que le choléra sévit surtout dans les quartiers pauvres et dans les maisons les plus malpropres : et qu'en plusieurs circonstances, il se propagea par contagion directe, créant ainsi les épidémies de maisons. Pourtant, on put observer quelques cas dans la classe aisée ; le Dr Zalesky l'a formellement consigné dans son rapport.

Quelques points ont été préservés, et je dois insister sur l'immunité de certaines agglomérations, immunité que j'attribue aux précautions prises dès le début de l'épidémie.

La caserne qui ne loge qu'une compagnie d'infanterie fut absolument indemne ; l'autorité militaire avait fait installer des filtres,

et on avait interdit aux hommes de boire de l'eau de la ville, en les
avertissant du danger qu'ils pourraient courir.

Le lycée, le collège de jeunes filles furent également indemnes.
Le lycée de garçons est un bâtiment neuf où les règles de l'hygiène ont été généralement suivies ; le proviseur fit fermer les robinets des cours et distribuer aux élèves de l'eau bouillie, et apporta
la plus scrupuleuse attention à l'alimentation des pensionnaires:
pendant toute la durée de l'épidémie, pas un seul élève ne fut indisposé.

Il en fut de même au lycée de jeunes filles qui pourtant se trouve
dans de vieux bâtiments, où l'hygiène est peu en honneur, et où
les cabinets d'aisances en particulier sont installés de façon fort ru-
dimentaire.

Dans les écoles primaires elles-mêmes, il n'y eut pas un seul cas
de choléra, et pourtant ici la surveillance et les précautions hygiéniques ont moins de prise que dans les lycées et les casernes, car
les écoles primaires ne reçoivent que des externes qui, hors de l'é-
cole, se trouvent exposés à toutes les causes de contamination auxquelles est sujet l'ensemble de la population.

Dans un article publié dans la revue pédagogique (1), j'ai longuement exposé et discuté ce qu'il y avait à faire en pareil cas, et
l'exemple d'Alais était bien le meilleur qu'on put choisir. Je n'ai
pas hésité à m'opposer au licenciement des élèves, considérant que,
pour eux, le temps passé à l'école est le seul moment de la journée
où l'on puisse les préserver du choléra. Je conseillai donc aux ins-
tituteurs de fermer les robinets d'eau des cours, de distribuer comme boisson de l'eau bouillie, et de désinfecter les cabinets d'aisances
deux fois par jour. Seuls les élèves malades, si par hasard il y en
avait eu, auraient été momentanément éloignés de l'école.

Il faut croire que ces mesures préventives furent efficaces puisque,
dans ce foyer épidémique pourtant assez sérieux, aucun élève des
écoles ne fut atteint ou même indisposé. Seule, la femme d'un ins-
tituteur fut gravement atteinte; après guérison, la désinfection fut
faite, et il n'y eut aucun autre cas dans l'école.

Je n'insisterai pas sur les caractères cliniques du choléra d'Alais:
le début, l'évolution, le mode de propagation et de dissémination de
l'épidémie indiquaient bien qu'on avait affaire au choléra asiatique:

(1) « De la conduite à tenir dans les écoles en cas de fièvre typhoïde ou de choléra »
par E. Mosny. (*Revue pédagogique du 15 septembre 1893.*)

la contagion même n'y fit pas défaut: les nombreux exemples d'é-
pidémies de rues, de maisons, de familles que j'ai rapportés plus
haut, les témoignages de la plupart des médecins d'Alais établissent
la réalité de la contagion dans nombre de cas.

Quant aux malades eux-mêmes, le tableau clinique qu'ils présentaient était bien celui du choléra asiatique: la diarrhée prémonitoire
était très fréquente, mais l'algidité survenait assez rapidement
(Zalesky).

Enfin les cas foudroyants furent assez nombreux, où la durée
totale de la maladie n'excéda pas 24 heures: on observa fréquemment une durée de 10 à 12 heures.

En général, la maladie évolua rapidement vers la guérison ou la
mort, et je ne connais guère de malades ayant succombé tardivement
aux accidents de la période dite de réaction : la guérison s'établis-
sait franchement, ou bien la mort survenait peu de temps après l'ap-
parition des symptômes de la période d'algidité.

II. — Causes de l'épidémie

*Importation probable du choléra à Alais. — Insalubrité de la ville; service de la
voirie. — Insalubrité de l'habitation. — Évacuation des vidanges. — Épandage
chez les maraîchers. — Les égouts. — L'eau potable.*

J'ai dit au début de ce travail qu'il m'avait été impossible de
trouver l'origine du choléra d'Alais; je n'en pense pas moins pour
cela que le choléra y a été importé.

La dernière épidémie d'Alais, celle de 1885, était de date trop
ancienne et avait été trop bénigne pour qu'on pût invoquer une re-
prise de cette épidémie: ce que nous savons actuellement sur la
vitalité et la résistance du vibrion de Koch n'autorise pas une pa-
reille hypothèse. D'autre part, j'ai pu retrouver dans les environs
d'Alais où s'est montré le choléra, et où les conditions géologiques
et climatériques étaient les mêmes qu'à Alais, l'origine alaisienne
de chacun des cas.

Aussi ne puis-je logiquement douter de l'importation du choléra
bien que la preuve irrécusable fasse défaut.

Nombreuses sont les causes générales qui favorisent l'éclosion et
la dissémination des épidémies à Alais. Il faut bien croire que les
conditions hygiéniques y sont défectueuses puisque le taux de la
mortalité y atteint par an (année moyenne 1888-1892) le chiffre
de 28, 36 par 100 habitants. Ce chiffre est en effet très sensible-

ment supérieur à celui de la mortalité en France qui est de 22, 2 (année moyenne 1886-1890) et même à celui de la mortalité de Paris qui est de 23, 5 (année moyenne 1887-1891). Cette mortalité moyenne est même supérieure à celle de la plupart des États européens, si l'on en excepte l'Espagne, l'Italie, l'Autriche et la Russie.

Les causes de cette excessive mortalité d'Alais sont certainement multiples et je n'ai pas à en faire ici une étude détaillée. Je veux seulement insister sur quelques-unes des causes de l'insalubrité d'Alais, qui ont un intérêt plus immédiat au point de vue de la dissémination du choléra.

La malpropreté n'a certainement qu'une influence lointaine sur l'éclosion du choléra, même sur sa dissémination ; son influence en tous cas ne peut être qu'adjuvante. Elle n'en est pas pour cela moins réelle, surtout lorsqu'il s'agit du mauvais entretien de la voirie, et de l'insalubrité de l'habitation. Or, à ce double point de vue, la ville d'Alais est particulièrement insalubre.

Le *service de la voirie* est très insuffisamment fait. L'enlèvement des ordures ménagères se fait fort irrégulièrement, et par six ombereaux seulement, au lieu de dix portés au cahier des charges, d'où la malpropreté constante de la plupart des rues (sauf deux ou trois des plus fréquentées) par le séjour prolongé des balayures et des ordures ménagères. L'entretien de la voirie (balayage, arrosage, enlèvement des ordures ménagères) devrait être d'autant plus minutieux à Alais que, comme nous le verrons dans un instant, le *tout à la rue* s'y pratique dans la plupart des maisons.

Si les rues sont mal entretenues, les *maisons* elles-mêmes ne le sont guère mieux. Il suffit de visiter quelques habitations du faubourg de Rochebelle, ou même de l'intérieur de la ville, de la rue Tisserie, de la Grand'rue (les vieilles casernes) et bien d'autres rues encore pour se faire une idée de l'insalubrité de certains quartiers d'Alais. Il existe bien à Alais, depuis 1884, une commission des logements insalubres, mais on ne l'a jamais réunie ; et cependant la besogne ne lui manquerait certainement pas. Sans parler de l'encombrement que j'ai constaté en particulier dans les maisons de Rochebelle habitées par les mineurs, du manque d'air, de lumière, je n'insisterai que sur un point plus important au point de vue spécial des épidémies de choléra, je veux parler de l'*évacuation des vidanges*.

J'ai fait faire, à mon arrivée, le *dénombrement des fosses* qui existaient à Alais ; sur 1.400 maisons, 475 sont dépourvues de cabinets d'aisances, et 60 sont dans un tel état de délabrement qu'ils sont complètement inutilisables. Le reste des habitations est pourvu de fosses fixes dont la construction n'est soumise à aucun contrôle, dont l'étanchéité n'a jamais été constatée, et que les propriétaires font vidanger quand ils ne peuvent plus faire autrement.

Les vidanges extraites des fosses fixes sont transportées chez deux vidangeurs dont les entrepôts sont situés l'un à 2 kilomètres, l'autre à 200 mètres environ de la ville, du côté du faubourg du Soleil. Ces vidangeurs ont des fosses de réserve qui reçoivent l'excès des matières, lorsque l'offre dépasse la demande, en hiver. De ces fosses de réserve, on enlève les matières au fur et à mesure des besoins, pour les transporter chez les maraîchers qui habitent le voisinage des entrepôts de vidanges, et qui s'en servent pour le fumage des terres. En été, par conséquent au moment même où régnait le choléra à Alais, les vidanges sont rares, la culture maraîchère plus active, et par suite l'engrais plus demandé. On épargne dès lors aux vidanges le séjour dans les réservoirs des vidangeurs, et on les épand directement dans les jardins où croissent les légumes et les fruits destinés à l'alimentation de la ville d'Alais. Je dois ajouter qu'il ne s'agit pas là, à proprement parler, d'épandage des matières dans des rigoles profondes séparant les plates-bandes où sont plantés les légumes. Les choses se passent plus simplement ; ce n'est pas de l'épandage, mais de l'arrosage que l'on fait : on n'arrose pas seulement la racine, on arrose la plante. L'excès des matières est mis en réserve dans des fosses d'une étanchéité douteuse, où les maraîchers, après les avoir étendues d'eau, les puisent pour arroser leurs légumes les jours où les vidanges sont trop rares.

Dans les maisons dépourvues de fosses fixes, la question de l'évacuation des vidanges est très simplifiée : les habitants projettent les matières à la rue, soit directement, soit par l'intermédiaire de plombs situés extérieurement sous les fenêtres, et dont les tuyaux de vidange se rendent au ruisseau. Les ruisseaux situés sur le côté de la chaussée, en bordure du trottoir, ou, bien souvent, dans les rues étroites, au milieu de la rue, sont ainsi continuellement souillés par les ordures de toute nature qu'on y jette.

D'autrefois, les habitants, plus économes, ne projettent pas leurs déjections à la rue : ils les conservent et les utilisent comme engrais. A Rochebelle, par exemple, où presque chaque maison possède un jardin, on voit dans ce jardin une sorte de guérite en planches qui abrite les cabinets d'aisances: ceux-ci sont d'ailleurs rudimentaires : une planche reposant à chacune de ses extrémités sur une pierre constitue le siège; au-dessous, dans un trou creusé en terre, à moitié rempli de paille ou de cendres, sont reçues les déjections; de temps en temps le propriétaire ou le locataire enlève ce fumier humain et le transporte dans son jardin, ou bien à son *mas* ou maison de campagne, où il l'utilise comme engrais.

J'ai vu dans une maison, en ville, accumuler les déjections dans le grenier, sur le sol même, formé de terre battue, au-dessus de la chambre à coucher! Je fus obligé de faire répandre sur ce tas de fumier de la chaux avant de le faire enlever: on en enleva deux tombereaux pleins.

Tout ce qui précède montre à quel point est souillé le sol de la rue où s'infiltre une partie de ce qu'on y jette, malgré les chasses d'eau assez fortes qu'on y établit une grande partie de la journée. Ces matières usées projetées à la rue sont envoyées dans les égouts dont la construction laisse beaucoup à désirer. Ces égouts, m'a-t-on dit, sont de date tellement ancienne qu'on n'en connaît pas très bien la structure: on sait seulement qu'ils s'engorgent facilement, ce qui ne doit guère surprendre puisque, malgré la diversité de ce qui s'y rend, on ne les cure jamais ; le curage en serait d'ailleurs difficile, l'étroitesse de leur section ne permettant pas d'y pénétrer. Presque tous ces égouts sont situés sous la rue ; l'un des principaux collecteurs pourtant est à ciel ouvert ; il est constitué par la partie inférieure de la rue du Barry, transformée en égout et qui du reste ne sert pas de voie de communication. — Tous ces égouts se rendent au Gardon, dans sa traversée de la ville. Or, le Gardon est un torrent, dont le lit fort large, ne laisse couler en été qu'un mince filet d'eau bien insuffisant pour entraîner tout ce qu'y déversent les égouts: les eaux vannes s'infiltrent dans le lit rocailleux du Gardon, et l'on peut prévoir quelles émanations infectes s'y produisent en été.

Je ne veux pas, certes, mettre sur le compte des mauvaises odeurs ce qu'elles ne peuvent donner, et je n'y vois nullement la cause du choléra. J'ai seulement voulu montrer à quel point la ville d'Alais est insalubre, combien est défectueuse l'évacuation des ordures et des vidanges, et comment la souillure du sol et du sous-sol crée un perpétuel danger par les infiltrations auxquelles elle peut donner lieu. Il est bien évident, en effet, qu'une conduite d'eau cheminant dans un sol aussi profondément et aussi constamment souillé peut s'y contaminer avec la plus grande facilité.

D'autre part, l'utilisation des vidanges comme engrais constitue un danger perpétuel, lorsque, au lieu de déjections normales, il s'agit des déjections de typhiques ou de cholériques : les légumes, les salades, les fraises, etc., peuvent dès lors devenir les agents de propagation de l'épidémie.

Ces diverses considérations suffiront, je pense, à justifier les mesures que j'ai fait prendre, et sur lesquelles j'insisterai plus loin.

Bien que mon enquête sur les eaux d'Alais ne me permette de tirer aucune conclusion formelle sur la propagation du choléra, l'étude des *eaux potables* de la ville mérite à plus d'un titre de fixer l'attention.

La ville d'Alais prend son eau potable à une source située à 7 kilomètres environ de la ville, sur la rive droite du Gardon, en amont.

Le bassin de captage est situé sur les bords du Gardon, presque dans le lit du torrent dont les eaux, au moment des fortes crues, s'élèvent à une hauteur assez considérable contre les parois de ce bassin, sans pourtant jamais atteindre son orifice supérieur.

Le bassin de captage est adossé à la route qui le sépare d'une colline en pente raide au sommet de laquelle se trouve un hameau de 27 feux, le village de La Tour, qui a donné son nom à ces sources.

Auprès, et en aval, se trouvent d'autres sources très abondantes formant un petit bassin dont les eaux alimentaient jadis un moulin et actuellement se jettent directement dans le lit du Gardon qu'à elles seules elles alimentent pendant les grandes sécheresses, car en amont le lit du torrent est alors complètement à sec.

Ces sources, extrêmement abondantes et limpides, viennent de la colline de La Tour : c'est l'une d'elles que la ville d'Alais a captée.

Le bassin de captage est une sorte de puits cimenté, protégé à sa partie supérieure par une fermeture en fonte, et dans lequel on descend au moyen d'une échelle ; les eaux qui s'y rassemblent viennent de galeries filtrantes se dirigeant sous la route, du côté de la colline.

Elles traversent le Gardon par un siphon et sont amenées à Alais au réservoir de la Maréchale d'où elles sont refoulées dans les conduites qui alimentent les rues et les maisons.

Ces eaux sont les seules qui servent à l'alimentation de la ville d'Alais, y compris les faubourgs de Rochebelle et du Soleil. Elles sont fraîches, limpides, abondantes.

Elles sont assez bien captées, et suffisamment protégées, en été du moins, car j'ignore si, au moment des crues du Gardon, l'eau de ce torrent ne peut pénétrer soit dans le bassin de captage soit par l'ouverture supérieure, soit par l'infiltration dans les galeries filtrantes, et polluer ainsi les eaux d'alimentation d'Alais. En tous cas, ce mode de contamination ne peut être invoqué comme cause de l'épidémie cholérique de mai-juin 1893, car la température était très élevée, la sécheresse extrême, et le lit du Gardon complètement à sec.

Mais, quelque temps avant l'éclosion de l'épidémie, on commit une faute *sur laquelle je ne saurais trop attirer l'attention* : la quantité d'eau ayant diminué, on pratiqua dans le bassin de captage une large ouverture permettant l'accès des eaux des sources voisines, à ciel ouvert, de l'étang du moulin. Or, cet étang est très facilement contaminable, car l'accès est facile : on y vient puiser de l'eau du village de La Tour, et sur les bords ombragés et couverts d'herbes on vient souvent déjeuner en été : des débris d'assiettes et de bouteilles qui se trouvent au fond de ce petit étang montrent suffisamment combien sa contamination est facile.

L'eau de la source a-t-elle été contaminée? Je ne puis le dire. Une enquête très minutieuse à laquelle je me suis livré m'a au moins démontré qu'il n'y eut à aucun moment de malade suspect au village de La Tour, et que ce n'est pas par là que la contamination s'est faite. Mais j'ai montré avec quelle facilité le premier passant venu pouvait polluer les eaux de l'étang du moulin, et ce sont précisément ces eaux qu'on eut l'imprudence de faire pénétrer dans le bassin de captage, peu de temps avant l'éclosion de l'épidémie.

M. Ogier, chef du laboratoire de toxicologie à la préfecture de police, vint à Alais pendant l'épidémie, préleva des échantillons d'eau en divers points de la canalisation, et fit l'examen bactériologique et l'analyse chimique.

Il n'y trouva aucun microbe pathogène : il n'y avait ni vibrion cholérique, ni bacille typhique, ni coli-bacille. Le nombre des colo-

— 17 —

nies microbiennes par centimètre cube est un peu élevé, ce qu'on peut évidemment attribuer à la communication du bassin de captage avec les eaux extérieures. Mais cela ne prouve que la possibilité de la contamination des eaux d'alimentation d'Alais, sans démontrer nullement la réalité de cette pollution.

Quant à l'analyse chimique, elle montra qu'il s'agissait là d'une eau très bonne et propre à l'alimentation.

Je ne puis mieux faire d'ailleurs que de transcrire intégralement le tableau résumé de son analyse que M. Ogier a eu l'amabilité de me transmettre.

ANALYSE DES EAUX D'ALAIS PAR M. OGIER,
chef du laboratoire de toxicologie à la préfecture de police.

	PLACE DE LA RÉPUBLIQUE n° 5 puits près du Gardon	GARDON EN AMONT de La Tour	SOURCE DE LA TOUR à son point d'émergence	SOURCE DE LA TOUR près de la fissure	BASSIN DE CAPTAGE	BORNE PRÈS de la Maréchale
Nombre de microbes par centimètre cube (pas de bacille du choléra, de bacille typhique, ni de bacille coli)............	200		200		1.200	1.800
Degré hydrotimétrique........	31,5	25	30	30	30	30
Extrait à 100° par litre.......	0,456				0,3636	
Extrait au rouge.............	0,3528				0,2793	
Différence (perte au rouge)....	0,1032				0,0838	
Chlore.....................	0,0155	0,012	0,0125	0,012	0,012	0,011
Acide sulfurique....	0,0386			Traces	0,0318	
Chaux.....................	0,1282				0,097	
Matières organiques en oxygène (solution acide)...............	0,0004	0,0008	0,0008	0,0008	0,0005	0,0004
Matières organiques en oxygène (solution alcaline)............	0,0006	0,0010	0,0006	0,0004	0,0004	0,0004
Magnésie	0,0282				0,0296	
Nitrates	0,0009	0,001	0,002	0,002	0,0015	0,002
Ammoniaque................	0,0004	Traces extrèm. faibles.	Traces extrèm. faibles.	0,00001	Traces extrèm. faibles.	Traces extrèm. faibles.

En résumé, il est bien difficile de tirer de ce qui précède une conclusion formelle sur le mode de propagation du choléra à Alais, puisque l'analyse des eaux n'y a pu révéler la présence du vibrion spécifique.

On ne peut néanmoins se défendre d'une certaine hésitation à ce sujet, car l'épidémie se comporta comme une épidémie d'origine hydrique. Elle éclata tout d'un coup, frappa, sans distinction bien nette de quartier, l'ensemble d'une population s'alimentant des mêmes eaux et ne s'étendit guère au dehors. Transporté dans quelques localités des environs, le choléra ne s'y propagea point, sauf en un seul endroit, à Tribies, le seul où la contamination de l'eau potable ait pu se réaliser, et où l'origine hydrique du choléra, en dehors même du contrôle bactériologique, éclate d'une façon indiscutable.

Les eaux d'Alais étaient contaminables : on ne peut logiquement en conclure qu'elles aient été contaminées ; mais l'étude attentive des allures de l'épidémie, de la répartition topographique des cas et des foyers secondaires, rend très probable l'origine hydrique du choléra d'Alais.

III. — LES MOYENS DE DÉFENSE

La déclaration des cas et des décès. — A. Mesures de désinfection : désinfection des linges, vêtements et objets de literie. — L'étuve à vapeur. — Désinfection des logements. — B. Mesures d'assainissement général. — Organisation du service d'évacuation des vidanges ; arrêté municipal. — Réglementation de la désinfection des fosses et de l'épandage ; arrêté municipal.

Le jour même de mon arrivée à Alais, je m'occupai tout d'abord de la déclaration des cas et des décès de choléra à la mairie ; la désinfection ne peut en effet être pratiquée que si les médecins font à la mairie la déclaration immédiate de chacun des cas qu'ils observent ou des décès qu'ils constatent.

Les médecins d'Alais apportèrent à cette déclaration un soin et une exactitude qui malheureusement font, en d'autres régions, trop souvent défaut.

Et pourtant ce n'était guère la coutume à Alais, car d'habitude les décès n'y sont pas constatés par le médecin et les permis d'inhumer sont délivrés par la mairie sans certificat médical. Aussi la cause de décès est-elle toujours ignorée. Depuis quatre ans seulement la statistique est tenue par les médecins, et le Dr Monteils qui en est actuellement chargé a réformé ce service et y a apporté plus de régularité.

La déclaration immédiate des cas et des décès cholériques une fois assurée, je m'empressai d'organiser le service de la désinfection.

A. *Mesures de désinfection.* — L'étuve locomobile à vapeur sous pression de Geneste-Herscher, envoyée par le ministère de l'intérieur, arriva le 5 juin. Je la plaçai dans le faubourg de Rochebelle, près du pont du Gardon, dans un terrain vague, dit le *Pansera*, entouré de murs et attenant à une ancienne filature de soie.

L'étuve était placée contre le bâtiment. Au rez-de-chaussée de ce bâtiment, une salle voûtée recevait les objets contaminés; un escalier donnait accès directement de la cour à une salle du 1er étage où l'on mettait en dépôt les objets désinfectés avant de les reporter à domicile.

Deux voitures de déménagement furent réquisitionnées et chacune avec une équipe de deux hommes transportait l'une les objets contaminés, l'autre les objets désinfectés. La première de ces voitures était désinfectée après chaque voyage.

Le 6 juin, je fis l'essai de ce service, et le 7, tout fonctionnait régulièrement. J'eus la bonne fortune de trouver en M. Amblard, conseiller municipal et ancien mécanicien, un aide intelligent et dévoué, grâce à qui les désinfections furent faites avec rigueur et régularité.

Les appartements furent désinfectés à l'acide sulfureux, les déjections, les fosses d'aisances, les bouches d'égout avec du lait de chaux dont je surveillai la préparation et l'emploi. Ces divers désinfectants étaient déposés à la mairie. M. Bansillon, architecte de la ville, apporta tous ses soins à la préparation du lait de chaux et distribuait les désinfectants au fur et à mesure des besoins.

Les désinfections à domicile et le transport des objets à l'étuve étaient faits par des hommes de peine, sous le contrôle d'un agent de police.

A chaque déclaration de décès ou de guérison de convalescents, l'appartement était désinfecté, les linges, vêtements et objets de literie transportés à l'étuve.

Afin de prévenir les habitants des risques qu'ils couraient et de leur indiquer les précautions à prendre, je fis afficher la loi sanitaire du 3 mars 1822 et un extrait des mesures prophylactiques prescrites par le Comité consultatif d'hygiène. Je fis, en outre, imprimer un extrait de ces dernières prescriptions, que je fis distribuer en ville.

Au lycée et dans les écoles primaires, je fis fermer les robinets d'eau des cours, distribuer de l'eau bouillie, et désinfecter deux fois par jour les cabinets d'aisances au moyen de lait de chaux.

Lorsque l'épidémie fut terminée, je prescrivis, à titre de mesure complémentaire d'assainissement général, le blanchîment à la chaux de toutes les maisons contaminées qu'on avait désinfectées par l'acide sulfureux au moment de l'épidémie. Je conseillai donc de blanchir à la chaux toutes les maisons où il y avait eu des décès ou des malades ; on devait passer au lait de chaux non seulement les logements contaminés, mais encore les parties communes de l'habitation (escaliers, corridors, etc...). Pendant la durée de ces opérations, les familles occupant ces logements devaient être momentanément délogées et abritées à la caserne Sorbier.

La caserne Sorbier, alors et depuis longtemps inhabitée, contient un grand nombre de logements séparés, une grande cuisine et des cabinets d'aisances : ce bâtiment convenait donc admirablement à l'usage auquel je le destinais momentanément. Le conseil d'hygiène d'Alais, que je consultai sur l'opportunité de cette mesure et sur les conditions de salubrité de ce bâtiment, donna à l'unanimité son approbation, et le ministère de la guerre mit immédiatement la caserne Sorbier à la disposition de la municipalité d'Alais, sous réserve que les bâtiments seraient rendus après désinfection dans les conditions déterminées par le service de santé militaire et sous sa surveillance.

Cette mesure fut exécutée, et je pense que c'est à l'ensemble de ces précautions qu'on doit d'avoir pu éviter un retour offensif du choléra à Alais.

B. *Mesures d'assainissement général.* — En dehors de ces mesures de désinfection, mesures d'urgence et de protection immédiate, je fis prendre à Alais des mesures d'assainissement général dont l'importance ne saurait échapper.

Je conseillai d'abord d'obstruer sans retard la voie de communication ouverte entre le bassin de captage des eaux de La Tour et les sources du Moulin, pour mettre les eaux captées à l'abri de toute contamination possible par les sources à découvert du Moulin.

Évacuation des vidanges. — Mon attention se porta principalement sur l'évacuation des vidanges, car il importait au plus haut point d'empêcher leur projection à la rue, leur accumulation dans les jardins ou dans les maisons, afin d'assurer leur désinfection avant de les utiliser pour la fumure des terres.

Cette question, longuement étudiée et discutée avec M. Le Mailler, préfet du Gard, et avec M. Rech, 1er adjoint remplaçant le maire absent, fut résolue de la façon suivante, que l'arrêté municipal résume dans ses grandes lignes :

Le premier adjoint de la ville d'Alais, en l'absence de M. le maire,

Vu l'arrêté du maire d'Alais du 19 juillet 1884 approuvé par l'autorité préfectorale ;

Vu les articles 84, 94, 95, 96 et 97 de la loi du 5 avril 1884 ;

Vu le rapport de M. le Dr Mosny, délégué sanitaire à Alais par décret du 3 juin 1893, et sur sa proposition ;

Vu les lois des 3 mars 1822 et 13 avril 1850 ;

Considérant que l'établissement des latrines dans les maisons est le meilleur moyen d'empêcher les causes d'insalubrité ;

Mais, considérant, d'une part, que certaines maisons ne peuvent recevoir l'établissement de ces latrines ;

Que, d'autre part, vu l'urgence, on ne peut présentement exiger ces établissements avec efficacité ;

Arrête :

Article premier. — Les propriétaires de toutes maisons habitées dans l'enceinte de la ville qui sont dépourvues de fosses d'aisances seront tenus, dans les 24 heures de la publication de l'arrêté, de se procurer à la mairie une tinette par 15 locataires ou fraction de quinze. Les tinettes seront fournies par l'administration municipale et sur le type arrêté par elle, aux frais des propriétaires.

Art. 2. — La vidange des tinettes sera faite, chaque jour, par l'entrepreneur municipal, de 4 heures à 6 heures du matin. Les propriétaires et les locataires seront tenus de mettre ces tinettes à la disposition du vidangeur.

Art. 3. — Les propriétaires de latrines exclusivement à leur service seront tenus de fournir des tinettes à leurs locataires.

Art. 4. — Les dépôts de fumiers dans les fosses ouvertes sont rigoureusement interdits.

Art. 5. — Les infractions au présent arrêté seront constatées par des procès-verbaux et les contrevenants poursuivis conformément aux lois.

Art. 6. — M. le commissaire central est chargé de l'exécution du présent arrêté.

Fait en mairie à Alais, le 7 juin 1893.

Pour le maire absent, le premier adjoint,

Rech.

Les tinettes que nous fîmes distribuer aux habitants étaient en tôle galvanisée ; l'herméticité était suffisante pour empêcher les émanations ; chaque tinette destinée à 15 habitants avait une capacité de 50 litres.

Chaque matin, ainsi que l'ordonnait l'arrêté municipal, l'entrepreneur des vidanges devait les prendre, en vider le contenu dans un tonneau, et y déverser une proportion de lait de chaux égale au 1/10 de la capacité de la tinette (5 litres de lait de chaux par tinette).

Peu de jours après, nous avons modifié ce mode d'évacuation, et pour éviter les inconvénients résultant de la maladresse des hommes chargés de déverser le contenu des tinettes dans le tonneau, nous avons établi un double système de tinettes : chaque tinette pleine dut être enlevée le matin par une voiture spéciale, et remplacée par une tinette vide dans laquelle on déversait, au moment même de la délivrer, la quantité de lait de chaux que j'avais prescrite.

Ce mode d'évacuation des vidanges n'est évidemment pas à l'abri de tout reproche ; mais au moins il répondait à une double nécessité : il empêchait la projection des matières à la rue, ou leur accumulation dans les habitations, et il assurait leur désinfection. En effet, les proportions de lait de chaux que j'avais prescrites étaient sensiblement supérieures à celles indiquées par Pfuhl (1) comme suffisantes pour désinfecter les déjections des typhiques ou des cholériques.

Malheureusement, tout cela n'entrait guère dans les coutumes des habitants d'Alais ; ces réformes furent en général assez mal accueillies, et ces prescriptions assez peu suivies. J'ai pu par moi-même me rendre compte à plusieurs reprises que les tinettes étaient vides, ou bien qu'elles étaient irrégulièrement vidées par l'entrepreneur des vidanges, et je suis convaincu que, bien peu de temps après mon départ, la plupart des tinettes a dû être reléguée dans quelque coin des maisons ou bien employée à un tout autre usage que celui auquel elles étaient destinées.

Peu de temps après ce premier arrêté relatif à l'évacuation des vidanges par tinettes mobiles, je m'occupai de réglementer l'évacuation des fosses fixes et les conditions de l'épandage. Ces questions, discutées avec M. le préfet du Gard et avec M. Espérandieu, maire d'Alais, furent résolues de la façon suivante, exposée dans l'arrêté municipal pris sur ma proposition :

(1) Pfuhl conseille de verser dans les fosses fixes une proportion de lait de chaux de 5 p. 100 et dans les fosses mobiles 7, 5 p. 100 de la quantité des matières. (E. Pfuhl: Ueber die Desinfection der Typhus- und Choleraausleerungen mit Kalk. — Zeitschr. f. Hygiene, 1889, VI p. 95.)

Le maire de la ville d'Alais, officier d'académie,

Vu les arrêtés de cette mairie en date du 15 décembre 1856, du 19 juillet 1864 et du 7 juin 1893;

Vu les articles 94, 95, 96 et 97 de la loi du 5 avril 1884;

Considérant qu'il y a lieu d'éviter par des moyens énergiques la contamination du sol des immeubles ou de la voie publique;

Vu le rapport de M. le Dr Mosny, délégué sanitaire à Alais par décret du 3 juin 1893, et sur sa proposition,

Arrête:

Article premier. — Aucune fosse ne sera ouverte pour être vidangée sans une déclaration préalablement faite à la police où il sera délivré un permis spécial.

Art. 2. — La vidange ne pourra être pratiquée que 24 heures après la désinfection de la fosse.

Cette opération sera faite sous le contrôle de la police, par les soins de l'entrepreneur des vidanges, aux frais du propriétaire et conformément aux prescriptions du Comité consultatif d'hygiène publique de France, c'est-à-dire par le déversement d'un volume de lait de chaux égal au dixième de la capacité de la fosse.

Art. 3. — Chaque vidange devra être suivie d'un déversement, dans la fosse vidangée, d'une proportion de lait de chaux égale à la quantité indiquée à l'article 2.

Art. 4. — Les propriétaires qui feront un emploi permanent de ces matières pour la fumure de leurs terrains devront être pourvus d'un bassin étanche et couvert où les matières emmagasinées jusqu'au moment de leur emploi seront recouvertes d'un lait de chaux égal au vingtième de la capacité du réservoir.

Art. 5. — Les dispositions concernant la désinfection et l'épandage des matières provenant des fosses fixes s'appliquent également aux matières provenant des linettes.

Art. 6. — L'épandage des matières est jusqu'à nouvel ordre momentanément suspendu.

Art. 7. — M. le commissaire central est chargé de l'exécution du présent arrêté.

Fait à Alais, ce 23 juin 1893.

Le maire d'Alais,

Espérandieu.

Le but des dispositions de cet arrêté était d'empêcher la vidange des fosses sans désinfection préalable, de façon à ce que les maraîchers ne puissent se servir pour l'épandage que de matières dûment désinfectées. C'est par surcroît de précautions que nous avons momentanément suspendu l'épandage.

Je me suis adressé au lait de chaux comme désinfectant, à cause de ses propriétés antiseptiques connues, et parce qu'il ne nuit pas aux propriétés nutritives des matières utilisées comme engrais. La proportion que j'ai prescrite est supérieure à celle indiquée par Pfuhl.

D'autre part, le laps de 24 heures qui doit s'écouler entre la désinfection et la vidange est destiné à permettre un contact plus prolongé entre le lait de chaux et les matières, et par conséquent, une désinfection plus complète de ces dernières.

J'estime que si ces précautions étaient rigoureusement prises, en temps de fièvre typhoïde ou de choléra, il serait inutile de suspendre l'épandage, ce qui constitue une perte assez sensible pour l'entrepreneur des vidanges.

Certaines municipalités pourraient même se voir dans l'impossibilité d'empêcher cet épandage lorsqu'un contrat les lie à l'entrepreneur des vidanges. D'autre part, celui-ci peut lui même ne pas avoir de réservoirs assez considérables pour accumuler les vidanges, et la suspension de l'épandage aurait alors pour résultat d'arrêter la vidange des fosses. La désinfection préalable des matières rend superflu la suspension de l'épandage et je pense que cette désinfection est atteinte par l'application rigoureuse des mesures prescrites dans l'arrêté que le maire d'Alais a pris à mon instigation.

IV. — LES RÉSULTATS

J'insisterai peu sur les résultats obtenus : en se reportant au graphique indiquant le total quotidien des décès cholériques et à l'exposé des mesures qui ont été prises, on peut se rendre compte de leur influence sur la marche de l'épidémie.

C'est le 4 juin que je suis arrivé à Alais, le 7 que les services de désinfection ont commencé à fonctionner régulièrement, et le 10 que l'épidémie, jusque-là en croissance, est entrée en décroissance constamment progressive.

Je dois dire que cet heureux résultat n'a pu être obtenu que grâce au concours que chacun a prêté à l'exécution des mesures prophylactiques.

Je suis heureux que l'occasion me soit offerte de remercier de son accueil et de sa collaboration M. Le Mailler, préfet du Gard.

J'adresse également mes remerciements à M. Bezombes, sous-préfet d'Alais, à M. Rech, premier adjoint, à M. Versini, commissaire central, à M. Amblard, conseiller municipal, qui s'est acquitté avec un dévouement et un zèle constant de la désinfection et du fonctionnement de l'étuve ; enfin à M. Bansillon, architecte de la ville.

Je dois des remerciements particuliers à MM. les médecins d'Alais qui, surchargés de besogne pendant cette épidémie, n'en ont pas moins constamment veillé à l'exécution des mesures de désinfection et ont apporté la plus minutieuse exactitude à la déclaration immédiate des cas et des décès. Je ne puis mentionner tout ce que je dois à chacun de mes confrères d'Alais, les visites que j'ai faites avec M. le Dr Escalier à Tribies, avec M. le Dr Chapelier à Tribies et à Rochebelle, avec M. le Dr Chapon à Tribies et au bassin de captage des eaux de La Tour, les renseignements statistiques que je dois au Dr Monteils, et les photographies et les observations instructives que je dois à M. le Dr Zalesky. C'est au bienveillant concours de M. Paul, professeur de chimie au lycée d'Alais, que je suis redevable d'avoir pu réaliser, à Tribies, les expériences que je relaterai plus loin.

Grâce à de tels appuis, ma tâche a été singulièrement facilitée, et je ne saurais trop remercier tous ceux qui m'ont accordé leur concours.

V. — LES FOYERS SECONDAIRES

Saint-Ambroise. — Bessèges. — La Grand'Combe. — Anduze. — Saint-Florent sur-Auzonnet. — Les environs d'Alais. — Saint-Hilaire-de-Brethmas.

Au même moment où le choléra sévissait à Alais, il y eut, dans tout le département du Gard, au même titre que dans la plupart des départements du midi, des foyers de choléra disséminés, et sans grande importance. Il y eut des décès à Nîmes, à Saint-Laurent d'Aigouze, etc…. Je ne parlerai pas de ces petits foyers disséminés.

Je ne m'occuperai ici que des foyers secondaires créés par Alais ou, pour mieux dire, des cas exportés d'Alais, précisément pour mettre en opposition les quelques cas d'exportation qui n'ont pas créé de nouveau foyer, et ceux importés à Saint-Hilaire-de-Brethmas qui, au contraire, ont seuls donné lieu à une épidémie fort intéressante.

I. — On avait signalé le 5 juin un décès cholérique à *Saint-Ambroise*, près d'Alais ; l'enquête que j'ai fait faire m'a prouvé qu'il fallait attribuer ce décès à une toute autre cause.

II. — A *Bessèges*, centre minier très important, un nommé Sab… Eugène, venu malade d'Alais, mourut à la maison de secours le 9 juin. La désinfection fut faite, et aucun cas suspect ne se déclara désormais.

III. — A *La Grand'Combe*, autre centre minier plus important encore que Bessèges et situé près d'Alais, mourut le 11 juin un nommé Dessa... Hippolyte, qui, depuis quelques jours déjà, avait de la diarrhée et travailla jusqu'à la veille de sa mort. Bien que je ne puisse préciser la provenance de ce cas unique, la facilité et la rapidité des communications de La Grand'Combe avec Alais me font soupçonner son origine alaisienne. Il n'y avait alors aucun cas suspect à La Grand'Combe, et le décès suivant apporte un appoint important à mes présomptions sur l'origine alaisienne de ce cas de choléra.

IV. — A *Anduze*, près d'Alais, une femme Moi.... domiciliée dans cette commune, mourut le 10 juin du choléra. Cette femme avait passé cinq semaines chez son fils à La Grand'Combe ; elle quitta La Grand'Combe le 3 juin, et vint par le chemin de fer à Alais qu'elle traversa pour se rendre au bureau de la voiture d'Anduze. Arrivée à Anduze le même jour, elle reprit ses occupations habituelles, puis tomba malade le 8 juin et mourut le 10 juin à 4 heures du matin. La contamination à Alais est d'autant plus probable qu'il n'y avait alors aucun cas à La Grand'Combe, qu'au contraire l'épidémie sévissait à Alais, et que, pendant sa traversée de la ville, elle eut le temps de s'infecter en absorbant des boissons contaminées.

La désinfection fut faite, et ce cas resta unique à Anduze.

V. — A *Saint-Florent-sur-Auzonnet*, également près d'Alais, vers le 15 juin, un ouvrier mineur d'Alais, où il habitait le faubourg de Rochebelle, vint passer quelques jours chez ses parents. Il tomba malade le lendemain d'une visite faite à sa femme restée dans sa famille à Rochebelle. Ce malade guérit, la désinfection fut faite, et il n'y eut aucun autre cas à Saint-Florent.

VI. — Enfin, dans la *commune même d'Alais*, mais hors de la ville ou de ses faubourgs, eurent lieu des décès et des cas qu'expliquent suffisamment les relations incessantes avec Alais.

Aux forges de *Tamaris* il y eut 3 cas graves et 3 décès, plus un grand nombre de cas de diarrhée cholériforme ou de diarrhée simple que traita M. le Dr Coulet.

Faisant suite au faubourg de Rochebelle, sur la route départementale qui partant d'Alais remonte le cours du Gardon, sur la rive droite, se trouve une agglomération dite *La Royale*. Ce bourg de

La Royale dont les maisons sont distantes de celles du faubourg de Rochebelle d'environ 1.500 à 2.000 mètres est séparé, au niveau du pont du Gardon en deux parties: l'une en aval qui dépend de la commune d'Alais, l'autre en amont qui dépend de la commune de Saint-Martin-de-Valgagues. Entre les communes les limites sont fictives, et les maisons de La Royale constituent une seule et même agglomération. La partie de La Royale qui dépend d'Alais reçoit les eaux des conduites de la ville; celle qui dépend de Saint-Martin-de-Valgagues consomme l'eau de fontaines ou de puits particuliers; néanmoins, une borne-fontaine de la ville d'Alais se trouve à quelques mètres en amont du pont.

Il y eut quelques décès à La Royale, surtout à la *Montée des Lauriers* (commune d'Alais), et un auprès de la borne-fontaine du pont du Gardon (commune de Saint-Martin-de-Valgagues).

La commune même de Saint-Martin-de-Valgagues, située à 2 kilomètres de là, environ, sur la rive gauche du Gardon, fut complètement indemne.

Il y eut encore deux décès et un cas sur la route d'Anduze, au delà des dernières maisons du faubourg du Soleil. Non loin de là; encore un décès, sur le chemin de Saint-Brancas.

Enfin, il y eut cinq ou six cas disséminés dans la commune d'Alais, sur la rive gauche du Gardon. Leur dissémination même doit fair écarter tout soupçon d'infection par l'eau du Gardon. Il s'agi là vraisemblablement de cas dus à la contagion et contractés à Alais.

VII. — En somme, dans aucune des localités précédentes, sau en certains points de la commune d'Alais, où l'alimentation était la même qu'en ville, le choléra ne forma pas de foyer épidémique. Tous les cas qui suivirent furent importés d'Alais.

En un seul point éclata une épidémie, parce que là seulement le. conditions nécessaires à la dissémination du choléra étaient réali sées. A Tribies, petit hameau de la commune de Saint-Hilaire-de Brethmas, un habitant apporta le choléra d'Alais; ses déjection contaminèrent l'eau d'un puits, et 8 jours après éclata une épidé mie de choléra qui frappa les personnes seules qui buvaient d l'eau de ce puits.

Cette petite épidémie de Tribies est assez intéressante pour méri ter une étude spéciale et quelque peu détaillée.

VI — ÉPIDÉMIE DE TRIBIES

Son origine alaisienne. — La propagation du choléra par contagion et par l'eau potable. — Comment s'est faite la contamination de l'eau du puits communal. — Expériences. — La fermeture du puits fait cesser l'épidémie.

Tribies est un petit hameau de 13 feux et 54 habitants, qui dépend de la commune de Saint-Hilaire-de-Brethmas.

Ce hameau est situé au sud-est d'Alais, à 6 kilomètres de cette ville, au sommet d'un mamelon, peu élevé, sur la rive droite de la rivière de l'Avène, affluent du Gardon. Cette rivière de l'Avène reçoit en amont de Tribies les eaux mères de la préparation du chlorate de potasse fabriqué à l'usine de Salindres.

Le choléra débuta à Tribies le 12 juin 1893 à l'époque où l'épidémie d'Alais était à son acmé.

Il fut importé d'Alais à Tribies presque le même jour par deux personnes ; seul, le premier malade créa un foyer important, menaçant, qui aurait pu être l'origine d'une épidémie des plus meurtrières si, dès le début, la municipalité n'avait pris, sur mes indications, une décision qui arrêta net les progrès de la maladie.

Le premier malade fut un homme de soixante et un ans, Tro... Jean, qui, le lundi 12 juin, s'était rendu à Alais pour y prendre du fumier. Il ressentit les premiers symptômes du choléra en rentrant chez lui le lundi matin. Bien qu'assez grave dès le début, la maladie dura huit jours au bout desquels le malade entra en convalescence et guérit.

L'origine de ce cas doit être cherchée, selon toute vraisemblance, dans l'ingestion, à Alais, d'eau ou d'aliments contaminés. On ne peut, en effet, invoquer la contagion par le fumier, car il ne chargea sur sa voiture que du fumier d'écurie provenant d'une maison bourgeoise indemne de tout cas de choléra.

Le second cas concerne un homme de trente-six ans, étranger à la commune, nommé Gé... Léon, employé comme moissonneur, aux gages de Sou... Auguste.

Il était allé le samedi 17 juin à La Royale, quartier d'Alais contaminé, sorte de prolongement du faubourg de Rochebelle sur la route d'Alais à Saint-Martin-de-Valgagnes. Gé... ne rentra à Tribies que le lundi matin 19 juin.

Quelques heures après son arrivée, il fut pris subitement d'une atteinte de choléra et mourut dans la soirée, après quelques heures de maladie.

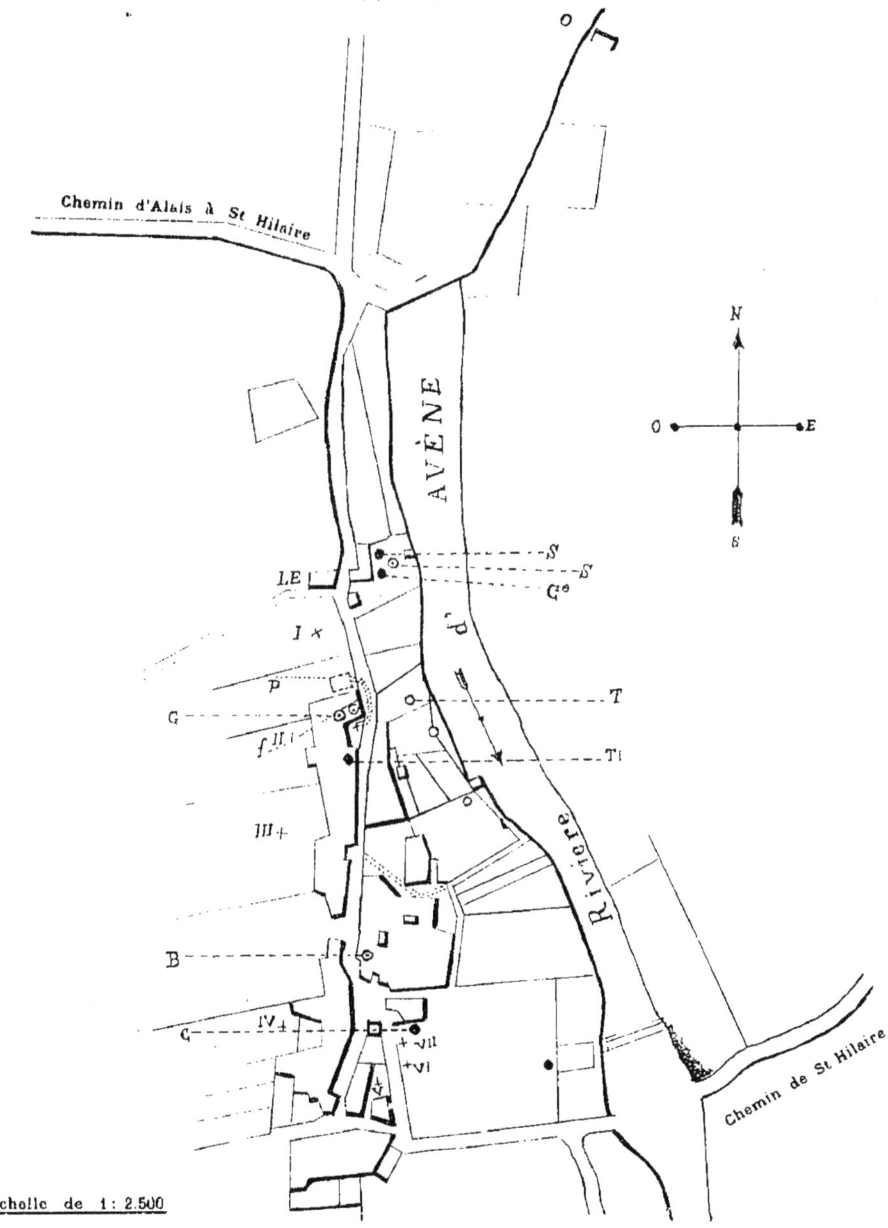

Planche V. — **PLAN DU HAMEAU DE TRIBIES**

commune de St-Hilaire de Brethmas (Gard).

LÉGENDE

Les signes   représentent les décès. — Les points noirs représentent les cas terminés par la gué
— Les lettres qui leur correspondent sont les initiales des noms des décédés et des malades,
aux pages   et suivantes. — Les chiffres romains placés en regard des croix noires correspon
aux puits dont l'eau a été analysée. Ces analyses sont données par le tableau de la page

De plus :

E — étable à bœufs. — F — fumier de la cour du malade Tro.....
Une ligne pointillée représente la rigole qui fait communiquer ce fumier (f) avec la fosse à purin p

Ce malade a très probablement contracté le choléra à Alais, car il y habita, au quartier de La Royale, une maison contaminée, et but l'eau du puits de cette maison, reconnue elle-même infectée.

A ces deux cas importés d'Alais à Tribies, j'en ajouterai un troisième qui concerne un homme de cinquante-quatre ans, nommé Rou..., tuilier au Pont-d'Avesnes, commune de Saint-Hilaire-de-Brethmas. Il passa à Alais la journée du 21 juin et le 22 juin à une heure après-midi, fut pris chez lui de symptômes de choléra sec: algidité, crampes, cyanose; pas de diarrhée ni de vomissements. Le 23 juin il entra en convalescence, et la guérison s'affirma en quelques jours.

On voit que pour chacun de ces cas la contamination est faite, à n'en pas douter, pendant le séjour des malades à Alais.

I. — De ces trois malades, seul, le premier fut l'origine d'un foyer important, car il fut le seul dont les déjections contaminèrent l'eau d'un puits servant à l'alimentation d'un grand nombre d'habitants.

Une rapide description des lieux fera comprendre le mode de dissémination du choléra dans le hameau de Tribies. La maison de Tro... est située à l'entrée du village, à droite en arrivant d'Alais (planche V); l'habitation en fer à cheval encadre une cour ouverte du quatrième côté sur la route qui traverse le hameau de Tribies; dans un des bâtiments habitent Tro... (T), sa fille (G) et son gendre; dans un autre corps de bâtiment habite Tri... (Tl); dans la cour se trouve un tas de fumier (f) sur lequel ont été jetées les déjections de Tro...; une rigole déverse le purin dans une fosse (p). En (I) le puits communal distant de la fosse à purin (f) d'environ 8 mètres et qu'un ruisseau desséché en été sépare d'une étable à bœufs (e); en (II) un puits particulier appartenant au malade Tro... et situé à 35 mètres du puits communal, en un point plus élevé; en (s) la maison d'Auguste Sou...

Pour s'expliquer l'épidémie de Tribies, il suffit de se rappeler que Tro... est tombé malade le 12 juin, que la diarrhée a persisté environ une semaine et que ses déjections ont été jetées sur le fumier.

Ce fut huit jours après que l'épidémie éclata, frappant la plupart des habitants qui buvaient de l'eau de ce puits alors qu'elle épargna les autres.

C'est ainsi que le choléra frappa :

1°) le 20 juin; Tri... Joseph, âgé de trente-huit ans, ouvrier

tuilier. qui mourut le soir même. Il contamina deux personnes :
son patron Four... qui habitait à 3oo mètres du hameau de Tribies ;
ce malade fut pris de symptômes de choléra atténué dans la nuit
du 22 au 23 juin et guérit ; le domestique de son patron qui, après
avoir enseveli Tri... le 20 juin, fut pris le 23 juin au matin de
symptômes cholériques légers et se rétablit promptement.

Tri... buvait de l'eau du puits communal et du puits particulier de Tro.... Pour ce malade on pourrait hésiter entre la
contamination par l'ingestion de l'eau du puits communal, et la
contagion directe qu'explique le voisinage de Tro.... J'admets
plus volontiers l'infection d'origine hydrique, car Tri... passant ses journées à la tuilerie de Four..., à 3oo mètres du
hameau, et ne rentrant chez lui que pour y prendre ses repas et y
passer la nuit, n'avait guère le temps d'aller contracter le choléra
au contact de Tro....

2°) Il n'en est pas de même pour la fille de Tro....
Mᵐᵉ Gra.... âgée de vingt-trois ans. qui fut prise dans la nuit du
21 au 22 juin, et guérit après quelques jours de maladie. L'origine
de ce cas semble appartenir tout entière à la contagion ; car,
comme son mari, qui lui. resta indemne, cette jeune femme ne
buvait que de l'eau du puits particulier (II) de son père ; mais elle
soigna celui-ci pendant toute la durée de sa maladie.

3°) Dans une maison (s) située à peu de distance de celle de
Tro..., à l'entrée du hameau en venant d'Alais. habite la famille
Sou... qui ne se sert comme eau de boisson que de celle du
puits communal situé de l'autre côté de la route, presque en face de
leur habitation.

Le 21 juin à 10 heures du matin, Sou... Auguste, âgé de
quarante-trois ans, fut pris subitement du choléra pendant qu'il
travaillait aux champs ; il mourut le soir à 5 heures. Le même
jour, sa mère, âgée de soixante-huit ans, eut une atteinte plus légère
de choléra dont elle guérit rapidement.

Pour ces deux cas encore, on pourrait incriminer la contagion
par Gé..., moissonneur aux gages de la famille Sou.... mort
l'avant-veille ; mais pour ces deux cas encore j'admets plus volontiers
l'origine hydrique, en invoquant l'éclosion simultanée des cas
suivants que la contagion ne peut expliquer, et qu'explique l'origine hydrique.

4°) La femme Ber... (B pl. V), âgée de vingt-trois ans, fut atteinte du choléra le 21 juin au matin. Elle demeurait loin des précédents et n'avait aucune relation avec eux ; mais, comme eux, elle buvait de l'eau du puits communal, et parfois aussi de l'eau du puits particulier Sou... (III pl. V). Ce cas se termina par la guérison.

5°) Un vieillard de soixante-sept ans, Cap...(C pl. V), demeurant loin des précédents à l'autre extrémité du hameau, fut atteint du choléra le 22 juin. Depuis longtemps malade de la phtisie, Cap... ne sortait plus de chez lui. On ne peut invoquer pour ce cas la contagion, le malade n'ayant eu aucune relation avec les autres. Mais, comme les autres, il prenait son eau de boisson au puits communal, parfois aussi au puits particulier de chez Sou.... Cap... succomba le 24 juin à 4 heures du matin.

II. — Des deux autres cas originaux importés à Tribies, Gé... (Ge pl. V), le premier, pourrait, à la rigueur, être accusé d'avoir contaminé Auguste Sou... et sa mère ; j'ai suffisamment discuté plus haut l'étiologie de ces deux cas pour n'y pas revenir.

III. — Quant à Rou..., dont je compte le cas dans l'épidémie de Tribies, bien que son habitation soit éloignée du hameau, il contamina son fils, jeune homme de quinze ans qui, le 23 juin, lendemain de l'éclosion de la maladie de son père, fut pris dans la matinée de symptômes de choléra sec, en tout semblables à ceux que présenta le père : algidité, crampes, cyanose, mais absence de diarrhée et de vomissements. Comme son père il guérit rapidement.

Cette étude détaillée de chacun des cas nous permet de déduire les causes qui ont provoqué l'éclosion et favorisé l'expansion de cette épidémie.

Le choléra est entré par trois portes à Tribies ; il y a été importé par Tro..., Gé... et Rou... ; de ces trois importeurs, le premier apportait d'Alais le choléra au moment où il atteignait son acmé dans cette ville (12 juin), les deux autres l'apportaient au moment de son déclin (19 et 21 juin).

De ces trois malades, chacun à sa manière, engendra les autres. Tous les autres cas, au nombre de 12, survinrent du 19 au 23 juin ; dans un intervalle de 5 jours il s'en déclara :

un   le 19 juin   (Gé...)
un   le 20   —   (Tri...)
cinq le 21   —   (Auguste Sou... et sa mère, la femme
Sou..., Mme Ber..., Mme Gra...)
trois le 22   —   (Cap..., Rou... et Four...)
deux le 23   —   (le fils de Rou... et le domestique de
Four...)

En résumé, on peut, au point de vue de leur origine, grouper ce total de 13 cas de la façon suivante; il y eut :

1°) *trois cas importés* : Tri..., Gé... et Rou...

2°) *quatre cas de contagion* :

    a) Four... (22 juin) et son domestique (23 juin) qui furent contaminés par Tri... (20 juin);

    b) le fils de Rou... atteint le 23 juin, contaminé par son père malade de la veille ;

    c) Mme Gra... fille de Tro... qui fut peut-être contaminée par son père.

L'origine douteuse de ce cas m'oblige à la discuter en quelques lignes.

Mme Gra... fut atteinte le 21 juin, neuf jours après le début de la maladie de son père (12 juin). Cette période d'incubation est bien longue pour le choléra; mais la diarrhée de Tro... persista pendant une huitaine de jours, et l'on ne saurait préciser le moment exact où il contamina sa fille. D'autre part, on ne peut invoquer, pour cette malade, l'origine hydrique du choléra, car, de même que son père, elle m'a formellement déclaré qu'elle ne buvait que de l'eau de son puits particulier (II pl. V) qui n'était pas contaminable par les déjections du père, comme l'ont démontré les expériences que je relaterai plus loin.

3° *Six cas d'origine hydrique* provoqués par l'ingestion d'eau contaminée :

    a) un cas le 20 juin : Tri...;

    b) quatre cas le 21 juin : A. Sou... et sa mère, Mme Ber..., et Mme Sou...;

    c) un cas le 22 juin : Cap...;

De ces 6 cas, 3 furent mortels : Tri... et A. Sou... succombèrent en quelques heures; Cap... ne mourut qu'au bout de 36 heures de maladie.

Il convient de noter ici que les cas mortels ne se trouvent que chez les malades qui ont pris le choléra en buvant de l'eau du puits communal contaminé (1) ; aucun des cas dus à la contagion directe ne fut mortel.

La dissémination et la propagation du choléra par l'eau de boisson n'est pas un fait suffisamment admis par tous pour que je puisse me dispenser d'apporter à l'appui de l'origine hydrique du choléra de Tribies les preuves qui la rendent indiscutable.

Ce ne fut que 8 jours après le début de la maladie de Tro... que furent atteintes les six personnes qui buvaient de l'eau du puits municipal.

Or, l'expérience a démontré que l'incubation du choléra est, en général, beaucoup plus courte.

Mais ces 8 jours d'intervalle entre le cas de Tro... et les 6 autres représentent la durée nécessaire à l'infiltration des déjections dans le puits. La température était alors extrêmement élevée, la sécheresse considérable ; et dans cet intervalle de 8 jours, il n'y eut qu'un orage accompagné d'une pluie peu abondante et de courte durée.

Je démontrerai plus loin la possibilité de cette infiltration à l'aide de documents et d'expériences fort intéressantes.

Ces six cas survinrent simultanément dans un intervalle de 24 heures : c'est là, comme je le rappelais plus haut, la caractéristique des épidémies d'origine hydrique.

Cette éclosion simultanée des six cas dans les journées du 20 au 22 juin se fit uniquement chez les personnes buvant de l'eau du puits communal.

Seul, ce puits pouvait être contaminé parce qu'il était le plus rapproché du fumier sur lequel furent projetées les déjections de Tro... et en contrebas de ce fumier ; le tableau de la page 36 montre que c'est le puits le moins profond. Les autres puits, plus éloignés du fumier de Tro... et situés en des points plus élevés ou bien sur l'autre versant du mamelon sur lequel s'élève Tribies, étaient à l'abri de la contamination.

En effet, aucune des personnes buvant de l'eau de leurs puits ou citernes particulières non-contaminables ne fut atteinte, hormis les cas pour lesquels j'ai démontré la contagion directe.

(1) Exception faite pour les cas importés, dont un fut mortel et dont l'origine peut bien être l'ingestion d'eau contaminée à Alais.

Au contraire, le choléra fit au moins une victime dans chacune des familles qui puisaient leur eau potable au puits communal.

Certes, tous les habitants de Tribies qui buvaient de l'eau de ce puits ne furent pas atteints. Mais ce n'est pas là une objection valable contre l'hypothèse que je soutiens, car nul n'ignore que toutes les personnes s'exposant à la contagion d'une même maladie, quel que soit le mode de la contagion, ne sont pas toutes infectées. C'est là une notion banale sur laquelle je n'insisterai pas.

Ces six cas simultanés de choléra survinrent chez des personnes habitant des maisons éloignées les unes des autres, n'ayant entre elles aucun rapport constant, mais buvant toutes de l'eau du puits communal.

L'épidémie cessa le jour où je fis fermer le puits communal : il restait en effet de nombreuses victimes à faire dans les familles qui buvaient de l'eau de ce puits ; aussi n'hésitais-je pas, dès le 23 juin, à faire enlever le seau et clore l'orifice du puits avec des planches. Dès ce jour aucun cas de choléra ne se manifesta plus dans le hameau de Tribies.

Voilà bien, il me semble, des preuves suffisamment nombreuses et valables pour établir dûment l'origine hydrique de l'épidémie cholérique de Tribies.

Un ensemble d'expériences entreprises à mon instigation par M. Paul, professeur de chimie au lycée d'Alais, prouva qu'en effet les eaux du puits communal incriminé pouvaient se contaminer avec la plus grande facilité.

La recherche et la mise en évidence de la présence du vibrion cholérique dans l'eau de ce puits pouvaient seules démontrer la réalité de la contamination dont les expériences de M. Paul avaient démontré la possibilité. Je n'avais malheureusement à Alais rien de ce qu'il fallait pour faire ces recherches, et des échantillons d'eau envoyés à Paris arrivèrent dans un état tel que toute recherche bactériologique était impossible avec les procédés et les méthodes employés à cette époque (le procédé de Koch n'était pas encore entré dans la pratique courante des laboratoires français).

La preuve bactériologique, la seule décisive, me manque donc. Je crois pourtant posséder un faisceau de preuves suffisantes qui mettent mon hypothèse à l'abri de toute objection. L'origine hydrique du choléra fut en effet établie, bien avant la découverte du bacille, par des observations tellement probantes que personne n'oserait invoquer l'absence du contrôle bactériologique pour leur refuser la valeur qu'elles ont aux yeux de tous.

M. Paul, professeur de chimie au lycée d'Alais, a été assez aimable pour mettre à ma disposition ses connaissances chimiques et faire l'analyse de l'eau de différents puits servant à l'alimentation des habitants de Tribies.

Le tableau ci-joint (1) qu'a bien voulu me remettre M. F. Paul et qui résume ses recherches montre à l'évidence que les eaux des puits de Tribies sont de mauvaise qualité.

Toutes ces eaux sont, en général, médiocres à tous points de vue, mais, entre toutes, l'eau du puits communal (I) est sans contredit la plus mauvaise (2).

L'analyse des eaux de ces divers puits accuse une proportion considérable de matières organiques dans l'eau du puits communal (I), ce qui confirme ma supposition de l'existence d'infiltrations établissant une communication entre ce puits et les fumiers qui l'entourent.

J'avais, en effet, tout d'abord supposé que le puits communal avait été contaminé de la façon suivante : les déjections du premier malade Tro... projetées sur le fumier (f) avaient été entraînées avec le purin, par la rigole jusque dans la fosse (p) : là, l'infiltration s'était faite de cette fosse dans le puits communal qui n'est situé qu'à une distance d'environ 6 mètres et dans un point déclive.

Pour démontrer cette infiltration, le 25 juin, je fis verser dans cette fosse (p) environ 20 litres de solution phéniquée.

Trois jours après, je prélevai moi-même un échantillon de l'eau du puits que je fis remettre à M. Paul aux fins d'analyse.

Je dus alors quitter Alais, où l'épidémie avait disparu, pour

(1) Les chiffres de la colonne de gauche de ce tableau correspondent à ceux de la planche V.

(2) Dans une lettre fort intéressante qu'il m'écrivait sur les eaux de Tribies, M. F. Paul me renseignait sur l'origine des fortes proportions de chlore qui existent dans ces eaux. Bien que ce corps m'importe peu au point de vue spécial qui m'occupe je n'en tiens pas moins à transcrire ce passage de la lettre de M. F. Paul :

« ..... J'appelle votre attention sur la proportion du chlore à l'état de chlorure de calcium et de magnésium. Cette quantité énorme de chlore ne vous étonnera point si vous savez que les eaux de l'Avène reçoivent les eaux-mères de la préparation du chlorate de potasse fabriqué à l'usine de Salindres située à 6 kilomètres en amont. Si ces diverses quantités sont moindres que la teneur en chlore (1/2 gramme) que l'on trouve dans les eaux des puits qui avoisinent ce ruisseau, cela tient uniquement à ce que tous les puits que je mentionne sur le tableau atteignent la nappe où l'Avène n'arrive qu'à l'époque des grandes crues seulement. La teneur en chlore des eaux de nos pays ne dépasse jamais 40 milligrammes. »

	PROVENANCE DES EAUX	PROFONDEUR DES puits.	PROFONDEUR de la couche D'EAU	DEGRÉ hydrotimétrique TOTAL	CHLORE à l'état de CHLORURE DE CALCIUM (par litre)	ACIDE SULFURIQUE à l'état de SULFATE DE CHAUX (par litre)	OXYGÈNE emprunté au PERMANGANATE de potasse en solution alcaline	QUALITÉ	OBSERVATIONS
I	Puits communal.....	5ᵐ 50	2ᵐ 20	30	72 milligr.	moins de 40 millig.	3 millig. 375	Suspecte par le chlore et les matières organiques.	Eaux reposant sur un terrain argilo-calcaire.
II	Puits Trouilhas.....	6ᵐ 30	2ᵐ 40	29	62 —	—	1 — 375	Suspecte par le chlore.	id.
III	Puits Soulier........	6ᵐ 40	2ᵐ 38	36	180 —	—	1 — 500	Mauvaise par le chlore.	id.
IV	Puits Espérandieu Ferdinand.........	6ᵐ 20	2ᵐ 25	37	178 —	—	2 —	Mauvaise par le chlore.	id.
V	Puits Espérandieu Milvie	6ᵐ 40	1ᵐ 50	27	150 —	—	2 — 375	Suspecte par le chlore et les matières organiques.	id.
VI	Citerne Ginane......	4ᵐ 50	1ᵐ 75	15	35 —	—	0 — 750	Potable.	Citerne alimentée par les eaux de pluies.
VII	Puits communal à la sortie du hameau..	6ᵐ 80	0ᵐ 92	30	180 —	—	3 —	Suspecte par les matières organiques et mauvaise par le chlore.	Eaux reposant sur un terrain argilo-calcaire.

rentrer à Paris. M. Paul voulut bien se charger de poursuivre les expériences et voici la lettre fort instructive qu'il m'écrit le 4 juillet :

Selon votre désir, j'ai cherché l'acide phénique dans l'eau que vous m'avez fait remettre, mais je n'en ai pas trouvé la moindre trace, pas plus que dans plusieurs échantillons que j'ai puisés dans le puits de Tribies.

Quoique certain que ce puits, par sa situation et la nature du sol dans lequel il est construit, est surtout un réservoir destiné à recueillir les eaux qui coulent à la surface du sol ou à une très faible profondeur, je n'ai pas été surpris de ne pas y trouver l'acide phénique.

La quantité d'eau phéniquée jetée sur le fumier m'a paru, en effet, insuffisante, étant donné le degré de sécheresse du sol.

Je suis retourné hier (3 juillet) à Saint-Hilaire-de-Brethmas emportant deux colorants intenses : le permanganate de potasse et la fuchsine.

Avec le concours de quelques propriétaires voisins du puits, nous avons procédé aux expériences suivantes :

Nous avons rempli 15 fois une cornue de 50 litres avec l'eau du puits, nous l'avons fortement colorée au permanganate et nous l'avons fait répandre à environ 4 mètres du puits du côté d'un fossé qui le sépare d'une écurie à bœufs.

Après une heure de travail, nous avons aperçu des suintements d'une eau incolore (1) se produire sur certaines parties du puits placées du côté du fossé.

Nous avons alors coloré l'eau avec la fuchsine et répandu, toujours dans la même direction, 5 hectolitres de liquide coloré.

Une demi-heure après, la fuchsine avait laissé sa trace sur toute la surface par laquelle les suintements se produisaient. On distinguait une surface d'environ un demi-mètre carré entièrement rouge, à environ 0 m. 50 au-dessus du niveau de l'eau du puits, à l'intérieur.

Cette double expérience prouve que le puits est entouré d'un milieu réducteur, consistant surtout en détritus organiques, et qu'en outre, à la moindre pluie, il reçoit les eaux qui coulent à la surface du sol, ces eaux provenant des tas de fumier ou des écuries qui se trouvent dans le voisinage...

Ces expériences fort bien conduites par M. F. Paul accusent donc formellement la présence de détritus organiques réducteurs et de fissures établissant une communication rapide entre les eaux de la surface et le puits, du côté de ce puits qui confine au ruisseau.

Cela certes était intéressant, mais ne prouvait nullement que les déjections de Tro... projetées sur son fumier aient pu pénétrer dans le puits, cette pénétration exigeant l'existence d'une fissure du côté du puits opposé à celui où M. Paul, par les expériences précédentes, en avait précisément décélé une.

A ma demande, M. Paul a bien voulu se charger de faire de nouvelles expériences et je transcris encore textuellement la lettre qu'il voulut bien m'écrire à ce sujet (1er août 1893) :

(1) Action exercée par les divers réducteurs sur le permanganate.

Par votre lettre du 11 juillet dernier vous avez bien voulu me charger de continuer les expériences que j'avais commencées au hameau de Tribies, commune de Saint-Hilaire-de-Brethmas, afin de vérifier si la fosse à purin, contiguë de la maison Tro..., ne communique pas avec le puits communal que vous supposez contaminé.

Pour répondre entièrement à votre désir, je me suis rendu le 15 juillet dernier à Tribies avec trois hommes, et là, j'ai fait verser 40 hectolitres d'eau colorée avec du bleu de méthylène dans la fosse où l'on avait déjà mis l'acide phénique dont l'odeur caractéristique révélait très nettement la présence.

Cette opération a duré de 7 heures à 10 heures du matin. A ce moment la fosse était entièrement remplie et elle est restée dans cet état toute la journée sans que j'aie pu constater un abaissement apparent du niveau ; pas plus que la moindre coloration de l'eau du puits dont le volume avait été considérablement réduit.

« Le 18 juillet je suis retourné à Tribies où j'ai pu constater que le niveau du liquide de la fosse, sous la double influence des infiltrations et de l'évaporation, avait baissé de 0 m. 15. J'ai pris, en même temps, 3 litres d'eau du puits pour y rechercher l'acide phénique et le chlorure d'ammonium (5 kilogrammes que j'avais eu soin de faire dissoudre dans l'eau avant de la jeter dans la fosse). Je n'ai trouvé dans cette eau limpide aucun de ces deux corps.

Le 22, revenu à Tribies, j'ai encore constaté un abaissement de niveau du liquide contenu dans la fosse d'environ 0. m. 10. L'eau du puits était limpide et l'analyse ne m'a point permis de déceler la moindre trace d'acide phénique et de chlorure d'ammonium.

Le 24, le niveau du liquide était à peu près le même.

Le 26, il avait à peine baissé de 1 à 2 centimètres : l'eau du puits ne contenait pas de trace des deux corps mentionnés plus haut, mais elle avait pris la teinte vert sale qui rappelle la couleur de l'eau des creux à fumier. Je m'empresse d'ajouter que la veille, il avait plu assez fortement et que pas mal d'eau s'était amassée dans la basse-cour du sieur Tro... ; mais le niveau n'avait pas atteint le petit canal qui la met en communication avec la fosse à purin.

Enfin, le 28, j'ai encore constaté que l'eau du puits communal avait conservé sa teinte vert sale sans contenir la moindre trace d'acide phénique, de chlorure d'ammonium ou de bleu de méthylène. J'ai opéré dans mes dernières recherches sur 5 litres d'eau que j'avais réduits à un quart de litre. J'ajoute que le niveau du liquide dans la fosse était à peu près le même.

Il ressort de ces expériences que la fosse à purin dont la profondeur est 0 m. 60 et la capacité de 40 à 45 hectolitres ne perd que très peu par infiltration, et cela, sur le premier tiers de sa profondeur à partir de l'ouverture. Or, comme à l'époque de l'épidémie cholériforme, le niveau du liquide n'a jamais atteint la partie non étanche de la fosse, il est impossible que des infiltrations émanant de cette dernière aient pu contaminer les eaux du puits communal.

La teinte vert sale, prise par l'eau du puits dans ces derniers jours, me porte à croire que c'est à l'eau de la basse-cour où le sieur Tro... entasse son fumier et à celle qui sort d'une porcherie située à 40 mètres que cette coloration est due.

Il est possible qu'à la suite d'une pluie assez abondante l'eau de la basse-cour et celle de la porcherie, atteignant un certain niveau, pénètrent dans quelque fissure et arrivent ainsi à contaminer le puits communal. Les roches calcaires, dans cette région, étant formées de bancs distincts, les fissures s'y rencontrent assez fréquemment.

Ainsi s'explique l'origine du filet d'eau abondant, ayant la teinte du purin, qui arrive dans le puits communal à l'époque des pluies un peu fortes, et que les habitants de Tribics ont remarqué à diverses reprises.

J'ai pu moi-même voir cette fissure dans l'intérieur du puits et acquérir la conviction que le fossé le long duquel le puits est construit ne lui envoie nullement ses eaux par ce point, ainsi que le confirment les expériences qui ont fait l'objet de ma première lettre.

Il est donc certain, à mon avis, que la teinte vert sale que j'ai encore observée le 31, à la suite d'un orage, est due à l'eau provenant de la basse-cour Tro... Cette dernière, où l'on voit encore de l'eau stagnante, n'a nullement communiqué avec la fosse à purin, puisque le niveau n'a pas atteint le petit canal qui la met en relation avec la basse-cour.

En résumé, s'il y a eu contamination des eaux du puits communal, je suis persuadé qu'elle s'est produite, non par la fosse à purin, mais par les eaux de la basse-cour et de la porcherie.

Je dois ajouter que, d'après les renseignements que j'ai recueillis avant-hier auprès du gendre du premier malade, les matières fécales ont été enfouies dans le fumier de la basse-cour et non versées dans la fosse, et, comme durant la période de sécheresse qui a coïncidé avec l'épidémie aucune communication de la basse-cour avec la fosse n'a pu s'établir, le rôle de cette dernière est absolument négatif.

Il ne serait pas étonnant non plus que, selon la mauvaise habitude de nos paysans, les matières fécales n'aient été disséminées tout autour de l'immeuble Tro... et que les eaux pluviales, même peu abondantes, aient pu les amener jusque dans le puits, grâce à la fissure indiquée.

Je dois déclarer, en terminant, que l'eau du puits Tro... est restée limpide pendant toute la durée de mes expériences.

L'ensemble de ces expériences faites à ma demande par M. Paul montre donc que le puits communal est contaminable, et que la contamination se fait directement par infiltration du fumier au puits, et non, comme je l'avais supposé tout d'abord, indirectement par écoulement du fumier à la fosse à purin et infiltration de cette fosse au puits communal.

La contamination est plus ou moins rapide suivant que la pluie est plus ou moins abondante.

Dans le cas spécial qui nous occupe, la contamination du puits s'est faite par l'infiltration des déjections du premier malade Tro... projetées sur le fumier; elle s'est faite lentement parce qu'il n'est tombé de pluie qu'une seule fois, et en très faible quantité.

La contamination de l'eau une fois produite, l'épidémie a éclaté. Elle a uniquement frappé les habitants qui se servaient de l'eau de ce puits, respectant les autres familles qui s'alimentaient à leurs

puits particuliers. Enfin le choléra a atteint presque simultanément (dans un intervalle de deux jours) toutes ses victimes, et a
cessé brusquement le jour où le puits fut condamné.

On ne peut d'ailleurs invoquer des causes banales telles que la
mauvaise qualité des eaux du puits communal, car la qualité des
eaux des divers puits de Tribies n'est guère meilleure. La seule
cause plausible de cette épidémie est donc bien réellement la contamination des eaux du puits communal par les déjections cholériques, contamination qui ne pouvait se faire pour les autres puits
du hameau.

VII. — Résumé. — Conclusions

En dehors même de toute preuve indiscutable, on ne peut guère
douter que le choléra ait été importé à Alais, et Marseille semble
bien avoir été son foyer d'origine, car c'est de Marseille que
sont issus la plupart des foyers cholériques du midi de la
France en 1893.

On ne peut guère soutenir son origine autochtone, car la
dernière épidémie était de date trop ancienne (1885) et elle
avait été trop peu importante pour qu'on puisse invoquer une
reviviscence des vibrions cholériques : les notions bactériologiques
actuelles sur le vibrion de Koch, non plus que les notions
épidémiologiques sur le choléra ne nous permettent d'admettre une
telle hypothèse.

Enfin, l'évidence de l'origine alaisienne de tous les foyers secondaires qui se sont formés autour d'Alais démontre bien que, lorsque l'attention est en éveil, l'importation de chaque foyer peut
être décelée.

Il ne faudrait donc pas, en fait d'épidémies de choléra, nier
l'importation lorsqu'on ne la trouve pas ; car nous avons vu combien nombreuses et variées sont les causes qui, dans un foyer
important comme Alais, nous cachent l'origine et même le début
vrai de l'épidémie.

La dissémination hydrique du choléra à Alais est très vrai-
semblable, bien que la preuve indiscutable fasse défaut. Tout
en effet concorde à rendre cette hypothèse probable : la fissure
pratiquée au bassin de captage des eaux peu de temps avant
l'éclosion de l'épidémie et la possibilité de la contamination des

sources. L'épidémie s'est bien comportée comme une épidémie d'origine hydrique: début brusque, dissémination des cas dans la ville et les faubourg alimentés par la même eau ; nombre considérable de personnes atteintes simultanément, intégrité des agglomérations voisines (Bessèges, La Grand-Combe, etc...) dont les rapports avec Alais sont incessants ; enfin le choléra n'a frappé ni les casernes ni le lycée où les précautions avaient été prises à l'égard des eaux d'alimentation.

L'étude des foyers secondaires n'est pas moins féconde en enseignements.

Elle nous apprend en effet que le choléra importé d'Alais ne s'est propagé que là seulement où l'eau de boisson a pu se contaminer. A Bessèges, à La Grand-Combe, à Anduze, où les causes d'insalubrité sont si nombreuses, où l'encombrement et la malpropreté auraient pu paraître favoriser si efficacement la dissémination du choléra, l'eau potable n'a pas été contaminée, et les cas importés n'ont pas créé de foyer.

Seul le hameau de Tribies, où cette contamination a pu se faire, a vu éclore une épidémie de choléra que la suppression des eaux incriminées a immédiatement arrêtée dans ses progrès.

L'épidémie de Tribies est un type d'épidémie d'origine hydrique. Son étude nous fait assister à l'importation, à l'incubation et à l'éclosion du choléra : elle nous montre le mode de propagation par contagion directe et par contamination de l'eau, nous enseigne que ceux-là seuls sont atteints qui boivent de l'eau contaminée, et nous révèle la gravité plus grande du choléra pris par ingestion de cette eau que de celui propagé par contagion directe. Brusquement éclose, l'épidémie disparaît aussi soudainement lorsque la fermeture du puits contaminé supprime la cause du mal. Enfin, les expériences qui ont été faites démontrent indirectement, mais de la façon la plus évidente, la possibilité de la contamination du puits incriminé, et révèlent la voie de cette contamination.

L'étude des causes de la propagation du choléra nous a dicté la conduite à tenir et les mesures prophylactiques à édicter. Les résultats acquis sont la meilleure preuve de leur efficacité. La variété des conditions qui se sont présentées, la diversité des moyens appropriés pour combattre l'extension de l'épidémie nous montrent que, si les moyens de défense sont nombreux, chacun a

MELUN. — IMPRIMERIE ADMINISTRATIVE. — 1162 I.